"

DIÄT-KOCHBUCH FÜR ANFÄNGER VON Morbus Crohn (Morbus Crohn) 2024

„Ein umfassender Leitfaden zur Behandlung entzündlicher Darmerkrankungen mit Rezepten, Speiseplänen und Lebensstilstrategien zur Verbesserung der Gesundheit und Umkehrung der Symptome"

Dr. Sarah Matthews

Eine herzliche Dankesnote

Lieber Leser,

Vielen Dank, dass Sie sich zum Lesen entschieden haben **DIÄT-KOCHBUCH FÜR ANFÄNGER VON Morbus Crohn (Morbus Crohn) 2024**. Ihre Entscheidung, Zeit in das Erlernen der Behandlung von Morbus Crohn durch Ernährung und Lebensstil zu investieren, bedeutet mir sehr viel.

Das Leben mit Morbus Crohn kann eine herausfordernde Reise sein, und ich hoffe aufrichtig, dass dieses Buch Ihnen wertvolle Erkenntnisse, köstliche Rezepte und praktische Strategien bietet, die Ihnen Ihren Weg ein wenig erleichtern. Ganz gleich, ob bei Ihnen die Diagnose neu gestellt wurde oder Sie auf der Suche nach neuen Wegen zur Verbesserung Ihres Wohlbefindens sind: Ihr Engagement für die Verbesserung Ihrer Gesundheit ist wirklich lobenswert.

Dieses Buch wurde unter Berücksichtigung Ihrer Bedürfnisse erstellt und soll Sie befähigen und inspirieren, die Kontrolle über Ihre Gesundheit zu übernehmen. Seien Sie sich beim Erkunden dieser Seiten bewusst, dass Sie nicht allein sind – es gibt eine ganze Gemeinschaft von Menschen, die Sie bei jedem Schritt auf Ihrem Weg unterstützen.

Vielen Dank, dass Sie mich an Ihrer Reise teilhaben lassen. Ihr Engagement für Lernen und Selbstfürsorge ist inspirierend und ich bin dankbar für die Gelegenheit, zu Ihrem Wohlbefinden beizutragen.

Wir wünschen Ihnen Gesundheit, Glück und kulinarische Freude.

Mit bestem Dank,

Dr. Sarah Matthews.

Copyright © 2024 bei Dr. Sarah Matthews

Alle Rechte vorbehalten.

Kein Teil dieses Buches darf ohne die vorherige schriftliche Genehmigung des Herausgebers in irgendeiner Form oder mit irgendwelchen Mitteln, einschließlich Fotokopie, Aufnahme oder anderen elektronischen oder mechanischen Methoden, reproduziert, verbreitet oder übertragen werden, außer im Falle kurzer Zitate in kritischen Rezensionen und bestimmten anderen nichtkommerziellen Nutzungen, die durch das Urheberrecht zulässig sind.

DIÄT-KOCHBUCH FÜR ANFÄNGER VON Morbus Crohn (Morbus Crohn) 2024

INHALTSVERZEICHNIS

Einführung

- Morbus Crohn verstehen
- Die Bedeutung der Ernährung bei der Behandlung von IBD
- So verwenden Sie dieses Buch

1. **Morbus Crohn 101**
   - Was ist Morbus Crohn?
   - Symptome und Diagnose
   - Ursachen und Risikofaktoren
   - Häufige Auslöser und Schübe
   - Überblick über die Behandlungsmöglichkeiten
2. **Grundlagen von Morbus Crohn und Ernährung**
   - Die Rolle der Ernährung bei der Behandlung von Morbus Crohn
   - Häufige ernährungsbedingte Auslöser
   - Allgemeine Ernährungsrichtlinien
3. **Eine Crohn's-freundliche Küche schaffen**
   - Füllen Sie Ihre Speisekammer auf
   - Sichere Kochmethoden
   - Küchenwerkzeuge und Gadgets
4. **Essentielle Nährstoffe und Nahrungsergänzungsmittel**
   - Wichtige Nährstoffe für die Behandlung von Morbus Crohn
   - Häufige Mängel und wie man sie behebt
   - Empfohlene Ergänzungen
5. **Essensplanung und Tipps zum Lebensmitteleinkauf**

- Einen Speiseplan entwickeln
- Einkaufslisten-Grundlagen
- Lebensmitteletiketten lesen

6. **Rezepte für alltägliche Mahlzeiten**
   - Frühstück
   - Mittagessen
   - Abendessen

7. **Snacks und Smoothies**
   - Gesunde Snack-Optionen
   - Nahrhafte Smoothie-Rezepte

8. **Rezepte für besondere Anlässe**
   - Feiertagsfeste
   - Festliche Vorspeisen
   - Feierliche Hauptgerichte
   - Verwöhnende Desserts

9. **Lifestyle-Tipps zur Behandlung von Morbus Crohn**
   - Stressbewältigung
   - Physische Aktivität
   - Schlafe und Ruhe dich aus
   - Flüssigkeitszufuhr und Ernährung
   - Sozialhilfe
   - Gesunde Routinen
   - Reisetipps
   - Psychische Gesundheit und Wohlbefinden

10. **Tipps zum Essen gehen**
    - Recherche zu Restaurants
    - Navigieren im Menü
    - Kommunikation mit dem Restaurantpersonal
    - Tipps zum Essen gehen
    - Alkohol und Getränke
    - Umgang mit sozialen Situationen
    - Reisen und Essen gehen

- Umgang mit Schüben beim Essen gehen
11. **Integrieren Sie Bewegung in Ihre Routine**
    - Vorteile von Bewegung bei Morbus Crohn
    - Zu berücksichtigende Übungsarten
    - Eine konsistente Routine entwickeln
    - Hören Sie auf Ihren Körper
    - Übungsmodifikationen während Schüben
12. **Achtsamkeit und Stressmanagement**
    - Bedeutung der psychischen Gesundheit
    - Achtsamkeitspraktiken
    - Techniken zur Stressreduzierung
    - Beratung und Unterstützung
13. **Verfolgen Sie Ihren Fortschritt**
    - Ein Ernährungstagebuch führen
    - Überwachung von Symptomen und Auslösern
    - Passen Sie Ihre Ernährung und Ihren Lebensstil basierend auf den Erkenntnissen an
14. **Ressourcen und Support-Netzwerke**
    - Selbsthilfegruppen und Gemeinschaften
    - Bildungsressourcen
    - Suche nach Gesundheitsdienstleistern und Spezialisten
15. **Fazit und letzte Gedanken**
    - Zusammenfassung der wichtigsten Punkte
    - Ermutigung für die bevorstehende Reise
    - Zusätzliche Tipps für das langfristige Management
    - Anhänge
    - Glossar der Begriffe

Einführung

Willkommen zu **DIÄT-KOCHBUCH FÜR ANFÄNGER VON Morbus Crohn (Morbus Crohn) 2024**. Ganz gleich, ob bei Ihnen neu Morbus Crohn diagnostiziert wurde oder Sie nach neuen Wegen zur Behandlung Ihrer Erkrankung suchen, dieses Buch soll Sie auf Ihrem Weg zu einer besseren Gesundheit unterstützen. Das Leben mit Morbus Crohn zu meistern, kann überwältigend sein, aber mit dem richtigen Wissen und den richtigen Werkzeugen können Sie die Kontrolle übernehmen und erfolgreich sein. Ziel dieses Kochbuchs ist es, Ihnen köstliche, leicht zu befolgende Rezepte und praktische Lifestyle-Tipps zu liefern, die Ihnen helfen, Ihre Symptome in den Griff zu bekommen und Ihr allgemeines Wohlbefinden zu verbessern.

Morbus Crohn verstehen

Morbus Crohn ist eine Art entzündlicher Darmerkrankung (IBD), die eine chronische Entzündung des Magen-Darm-Trakts (GI) verursacht. Dies kann zu einer Vielzahl von Symptomen führen, darunter Bauchschmerzen, Durchfall, Müdigkeit, Gewichtsverlust und Unterernährung. Die genaue Ursache von Morbus Crohn ist unbekannt, es wird jedoch angenommen, dass eine Kombination aus genetischen, umweltbedingten und immunsystembedingten Faktoren dahintersteckt. Die Behandlung von Morbus Crohn erfordert oft einen vielschichtigen Ansatz, der Medikamente, Änderungen des Lebensstils und Ernährungsumstellungen umfasst.

Die Bedeutung der Ernährung bei der Behandlung von IBD

Die Ernährung spielt eine entscheidende Rolle bei der Behandlung von Morbus Crohn. Zwar gibt es keine allgemeingültige Diät für alle Morbus Crohn-Patienten, doch bestimmte Ernährungsstrategien können helfen, Entzündungen zu reduzieren, Symptome zu lindern und die allgemeine Gesundheit zu fördern. Das Erkennen und Vermeiden von auslösenden Lebensmitteln, die Einbeziehung entzündungshemmender Lebensmittel und die Sicherstellung einer ausreichenden Nährstoffzufuhr sind wesentliche Bestandteile des Ernährungsmanagements. Dieses Kochbuch soll Ihnen mit praktischen Ratschlägen und leckeren Rezepten, die Ihre Gesundheit unterstützen, dabei helfen, diese Ernährungsherausforderungen zu meistern.

So verwenden Sie dieses Buch

Dieses Buch ist so strukturiert, dass es Ihnen einen umfassenden Leitfaden zur Behandlung von Morbus Crohn durch Änderungen der Ernährung und des Lebensstils bietet. So machen Sie das Beste daraus:

1. **Beginnen Sie mit dem Verstehen**: Beginnen Sie mit der Lektüre der Einführungskapitel, um ein fundiertes Verständnis von Morbus Crohn, seinen Symptomen und der Rolle der Ernährung bei der Behandlung der Erkrankung zu erlangen.
2. **Richten Sie Ihre Küche ein**: Erfahren Sie, wie Sie eine Crohn's-freundliche Küche schaffen, indem Sie sich mit wichtigen Zutaten und Werkzeugen eindecken, die das Kochen einfacher und angenehmer machen.

3. **Nähren Sie Ihren Körper**: Tauchen Sie ein in die Rezepte und Speisepläne, die speziell für Menschen mit Morbus Crohn entwickelt wurden. Jedes Rezept ist so gestaltet, dass es das Verdauungssystem schont und gleichzeitig wichtige Nährstoffe liefert.
4. **Planen und shoppen Sie intelligent**: Nutzen Sie die Tipps zur Essensplanung und zum Lebensmitteleinkauf, um Ihren Kochprozess zu optimieren und sicherzustellen, dass Sie immer die richtigen Zutaten zur Hand haben.
5. **Verfolgen Sie einen ganzheitlichen Ansatz**: Entdecken Sie Lifestyle-Tipps und -Strategien, um mit Stress umzugehen, aktiv zu bleiben und das allgemeine Wohlbefinden aufrechtzuerhalten.
6. **Bleiben Sie in Verbindung und informiert**: Nutzen Sie die bereitgestellten Anhänge und Ressourcen, um Unterstützungsnetzwerke, Lehrmaterialien und Gesundheitsdienstleister zu finden, die Sie auf Ihrem Weg unterstützen können.

Denken Sie daran, dass die Behandlung von Morbus Crohn ein persönlicher und fortlaufender Prozess ist. Was bei einer Person funktioniert, funktioniert bei einer anderen möglicherweise nicht. Seien Sie also geduldig mit sich selbst, während Sie herausfinden, was Ihre Gesundheit am besten unterstützt. Dieses Buch soll Sie begleiten und Ihnen bei jedem Schritt Rezepte, Tipps und Ermutigung bieten.

Willkommen in einem gesünderen und leistungsfähigeren Leben!

KAPITEL 1

MORBUS CROHN 101

Was ist Morbus Crohn?

Morbus Crohn ist eine chronisch entzündliche Darmerkrankung (IBD), die durch eine Entzündung des Verdauungstrakts gekennzeichnet ist, die jeden Teil vom Mund bis zum Anus betreffen kann. Am häufigsten sind das Ende des Dünndarms (Ileum) und der Anfang des Dickdarms betroffen. Die durch Morbus Crohn verursachte Entzündung kann tief in die Schichten des Darmgewebes eindringen und zu starken Schmerzen, schwächenden Symptomen und Komplikationen sowohl innerhalb als auch außerhalb des Magen-Darm-Trakts führen.

Die genaue Ursache von Morbus Crohn ist nicht vollständig geklärt, es wird jedoch angenommen, dass sie auf eine Kombination aus genetischer Veranlagung, einer abnormalen Immunantwort und Umweltfaktoren zurückzuführen ist. Im Gegensatz zu anderen Autoimmunerkrankungen, bei denen der Körper gesunde Zellen angreift, zielt das Immunsystem bei Morbus Crohn fälschlicherweise auf den Verdauungstrakt.

Symptome und Diagnose

Die Symptome von Morbus Crohn können von Mensch zu Mensch sehr unterschiedlich sein und hängen davon ab, welcher Teil des Verdauungstrakts betroffen ist. Zu den häufigsten Symptomen gehören:

- **Bauchschmerzen und Krämpfe**: Oft schwerwiegend und anhaltend, meist im rechten Unterbauch lokalisiert.
- **Durchfall**: Häufig, dringend und manchmal blutig.
- **Ermüdung**: Anhaltende Müdigkeit, die durch Ruhe nicht gelindert wird.
- **Gewichtsverlust**: Unbeabsichtigt und bedeutsam.
- **Unterernährung**: Aufgrund schlechter Nährstoffaufnahme.
- **Wunde Stellen im Mund**: Geschwüre im Mund, die Krebsgeschwüren ähneln.
- **Reduzierter Appetit**: Verlust des Interesses an Nahrungsmitteln aufgrund von Schmerzen und Unwohlsein.

Weitere Symptome können Fieber, Gelenkschmerzen, Hauterkrankungen sowie Augen- und Leberentzündungen sein.

Diagnose umfasst typischerweise eine Kombination aus Folgendem:

- **Bluttests**: Zur Überprüfung auf Anämie oder Anzeichen einer Infektion.
- **Stuhltests**: Zum Nachweis von Blut oder Krankheitserregern.
- **Darmspiegelung**: Ermöglicht Ärzten die Betrachtung des gesamten Dickdarms und des Endes des Ileums mithilfe einer Kamera. Oft werden Biopsien entnommen.
- **Endoskopie**: Wird verwendet, wenn eine Beteiligung des oberen Gastrointestinaltrakts vermutet wird.
- **Bildgebende Tests**: Zum Beispiel CT-Scans, MRT oder Barium-Röntgenaufnahmen, um den Verdauungstrakt zu betrachten.

Häufige Auslöser und Schübe

Bei der Behandlung von Morbus Crohn geht es darum, Auslöser zu identifizieren und zu vermeiden, die zu Krankheitsschüben führen können. Obwohl die Auslöser variieren können, sind einige häufige Auslöser:

- **Ernährungsfaktoren**: Bestimmte Lebensmittel können die Symptome verschlimmern. Dazu können Milchprodukte, fetthaltige Lebensmittel, scharf gewürzte Lebensmittel, Alkohol und ballaststoffreiche Lebensmittel gehören. Die Identifizierung persönlicher Lebensmittelauslöser ist von entscheidender Bedeutung.
- **Stress**: Emotionaler Stress verursacht keinen Morbus Crohn, kann jedoch die Symptome verschlimmern und Schübe auslösen.
- **Rauchen**: Rauchen ist ein bekannter Risikofaktor für Morbus Crohn und kann die Symptome verschlimmern.
- **Medikamente**: Einige Medikamente, wie z. B. nichtsteroidale Antirheumatika (NSAIDs), können den Darm reizen.
- **Infektionen**: Magen-Darm-Infektionen können Schübe auslösen.

Das Führen eines Symptomtagebuchs kann dabei helfen, bestimmte Auslöser zu erkennen und zu vermeiden.

Überblick über die Behandlungsmöglichkeiten

Obwohl es derzeit keine Heilung für Morbus Crohn gibt, können verschiedene Behandlungen helfen, die Symptome zu lindern, eine Remission herbeizuführen und die Lebensqualität zu verbessern. Die Behandlungspläne sind individuell und können Folgendes umfassen:

- **Medikamente**:
  - **Entzündungshemmende Medikamente**: Wie Kortikosteroide und Aminosalicylate zur Linderung von Entzündungen.
  - **Unterdrücker des Immunsystems**: Medikamente wie Azathioprin, Methotrexat und Biologika (z. B. Infliximab, Adalimumab) helfen, die Immunantwort zu reduzieren, die Entzündungen verursacht.
  - **Antibiotika**: Wird manchmal zur Behandlung von Komplikationen wie Abszessen oder Fisteln eingesetzt.
  - **Antidiarrhoikum und Schmerzmittel**: Zur Behandlung spezifischer Symptome.
- **Ernährungstherapie**:
  - **Spezielle Diäten und Ernährungspläne**: Auf die individuellen Bedürfnisse zugeschnitten, um die richtige Ernährung sicherzustellen und Auslöser zu vermeiden.
  - **Enterale Ernährung**: Flüssige Formeln, die alle notwendigen Nährstoffe liefern und manchmal bei Krankheitsschüben eingesetzt werden.
- **Operation**:
  - **Resektion**: Entfernung des beschädigten Teils des Verdauungstrakts.
  - **Strikturplastik**: Erweiterung eines verengten Darmabschnitts.
  - **Abszessdrainage und Fistelreparatur**: Behebung von Komplikationen.

- **Lebensstil und Hausmittel**:
  - **Ernährungsumstellungen**: Trigger-Lebensmittel erkennen und meiden, eine ausgewogene Ernährung aufrechterhalten.
  - **Techniken zur Stressbewältigung**: Einschließlich Achtsamkeit, Meditation und Beratung.
  - **Regelmäßiges Training**: Zur Verbesserung der allgemeinen Gesundheit und des Wohlbefindens.

Eine wirksame Behandlung von Morbus Crohn erfordert einen umfassenden Ansatz, der medizinische Behandlung, Ernährungsunterstützung und Änderungen des Lebensstils umfasst. Die Zusammenarbeit mit Gesundheitsdienstleistern, das Bleiben über die Erkrankung und das Treffen proaktiver Entscheidungen können die Lebensqualität von Menschen mit Morbus Crohn erheblich verbessern.

KAPITEL 2

GRUNDLAGEN VON MORBUS CROHN UND ERNÄHRUNG

Die Rolle der Ernährung bei der Behandlung von Morbus Crohn

Die Ernährung spielt eine entscheidende Rolle bei der Behandlung von Morbus Crohn. Obwohl eine Diät allein Morbus Crohn nicht heilen kann, hat sie doch einen erheblichen Einfluss auf die Häufigkeit und Schwere der Symptome und Schübe. Die richtige Ernährung trägt zur Erhaltung der allgemeinen Gesundheit bei, unterstützt das Immunsystem und stellt sicher, dass der Körper die für eine effektive Funktion notwendigen Nährstoffe erhält.

Wie sich die Ernährung auf Morbus Crohn auswirkt:

1. **Entzündungskontrolle**: Bestimmte Lebensmittel können Entzündungen entweder lindern oder verstärken. Eine Ernährung, die reich an entzündungshemmenden Lebensmitteln ist, kann helfen, die Symptome zu lindern.
2. **Symptommanagement**: Das Erkennen und Vermeiden von auslösenden Nahrungsmitteln kann Symptome wie Durchfall, Bauchschmerzen und Blähungen lindern.
3. **Nährstoffaufnahme**: Morbus Crohn kann die Nährstoffaufnahme beeinträchtigen. Eine gut geplante Ernährung hilft, Nährstoffdefizite zu mildern.
4. **Energieniveaus**: Die richtige Ernährung sorgt für ein ausreichendes Energieniveau, reduziert Müdigkeit und verbessert das allgemeine Wohlbefinden.

Häufige ernährungsbedingte Auslöser

Das Erkennen und Vermeiden ernährungsbedingter Auslöser ist ein zentraler Aspekt bei der Behandlung von Morbus Crohn. Während die Auslöser von Person zu Person unterschiedlich sein können, wurden einige häufige Übeltäter identifiziert:

Häufige Trigger-Lebensmittel:

1. **Milchprodukte**: Viele Menschen mit Morbus Crohn sind laktoseintolerant. Der Verzehr von Milchprodukten kann zu Blähungen, Durchfall und Bauchschmerzen führen.
2. **Ballaststoffreiche Lebensmittel**: Lebensmittel wie rohes Obst und Gemüse, Vollkornprodukte, Nüsse und Samen können schwer verdaulich sein und zu Verstopfungen oder Reizungen führen.
3. **Fettiges Essen**: Frittierte Lebensmittel, Butter, Sahne und fetthaltige Fleischstücke können die Symptome verschlimmern und werden oft schlecht vertragen.
4. **Scharfe Speisen**: Gewürze und Peperoni können den Verdauungstrakt reizen und die Symptome verschlimmern.
5. **Koffeinhaltige Getränke**: Kaffee, Tee und Limonade können den Darm anregen und zu Durchfall führen.
6. **Alkohol**: Alkohol kann den Verdauungstrakt reizen und die Wirksamkeit bestimmter Medikamente beeinträchtigen.
7. **Künstliche Süßstoffe**: Sorbitol, Mannitol und andere künstliche Süßstoffe, die in zuckerfreien Produkten enthalten sind, können Blähungen und Durchfall verursachen.

Allgemeine Ernährungsrichtlinien

Während die individuellen Reaktionen auf Lebensmittel unterschiedlich sein können, kann die Befolgung allgemeiner Ernährungsrichtlinien dazu beitragen, Morbus Crohn effektiver zu behandeln. Hier sind einige wichtige Grundsätze, die Sie berücksichtigen sollten:

1. Achten Sie auf eine ausgewogene Ernährung:

- **Makronährstoffe**: Sorgen Sie für ein ausgewogenes Verhältnis von Kohlenhydraten, Proteinen und Fetten.
    - **Kohlenhydrate**: Konzentrieren Sie sich auf leicht verdauliche Quellen wie weißen Reis, Nudeln und Kartoffeln.
    - **Proteine**: Wählen Sie mageres Eiweiß wie Geflügel, Fisch, Eier und Tofu.
    - **Fette**: Entscheiden Sie sich in Maßen für gesunde Fette wie Olivenöl und Avocado.
- **Mikronährstoffe**: Enthält eine Vielzahl von Vitaminen und Mineralstoffen.
    - **Vitamin-D**: Unentbehrlich für die Knochengesundheit und die Immunfunktion. Kommt in angereicherten Milchprodukten, Fisch und Nahrungsergänzungsmitteln vor.
    - **Kalzium**: Wichtig für die Knochenstärke. Kommt in Milchprodukten und angereicherter Pflanzenmilch vor.
    - **Eisen**: Verhindert Anämie. Kommt in magerem Fleisch, Spinat und angereichertem Getreide vor.

2. Essen Sie kleine, häufige Mahlzeiten:

- Der Verzehr kleinerer, häufigerer Mahlzeiten kann dazu beitragen, die Belastung des Verdauungssystems zu verringern und einer Überlastung des Verdauungssystems vorzubeugen.

3. Bleiben Sie hydriert:

- Trinken Sie über den Tag verteilt viel Wasser. Aufgrund von Durchfall und anderen Verdauungsproblemen besteht die Gefahr einer Dehydrierung.
- Vermeiden Sie zuckerhaltige und koffeinhaltige Getränke.

4. Lebensmittel gründlich kochen:

- Das Kochen von Lebensmitteln macht sie leichter verdaulich. Bevorzugen Sie Methoden wie Kochen, Dämpfen, Backen und Pochieren gegenüber dem Braten.

5. Führen Sie ein Ernährungstagebuch:

- Wenn Sie verfolgen, was Sie essen, und die Symptome notieren, können Sie persönliche Auslöser und wirksame Ernährungsstrategien identifizieren.

6. Fügen Sie entzündungshemmende Lebensmittel hinzu:

- **Omega-3-Fettsäuren**: Kommt in Fischen wie Lachs und Sardinen sowie in Leinsamen und Walnüssen vor.
- **Kurkuma**: Enthält Curcumin, das entzündungshemmende Eigenschaften hat.
- **Ingwer**: Bekannt für seine entzündungshemmende und verdauungsfördernde Wirkung.
- **Beeren**: Reich an Antioxidantien und Vitaminen.

7. Konsultieren Sie einen Ernährungsberater:

- Die Zusammenarbeit mit einem registrierten Ernährungsberater kann dabei helfen, einen personalisierten Ernährungsplan zu erstellen, der den individuellen Bedürfnissen entspricht und bei der Behandlung der Symptome hilft.

Die Zusammenarbeit mit einem registrierten Ernährungsberater kann eine individuelle Beratung und Unterstützung bieten. Ein Ernährungsberater kann:

- Helfen Sie dabei, Lebensmittelauslöser zu identifizieren
- Entwickeln Sie einen maßgeschneiderten Speiseplan

- Stellen Sie sicher, dass Sie Ihren Nährstoffbedarf decken
- Bieten Sie Strategien zur Symptombewältigung durch Ernährung an

Besondere Überlegungen bei Krankheitsschüben

Bei Krankheitsschüben ist das Verdauungssystem besonders empfindlich. Eine Änderung Ihrer Ernährung ist von entscheidender Bedeutung, um Reizungen zu minimieren und die Genesung zu unterstützen:

Rückstandsarme Ernährung:

- Eine rückstandsarme Ernährung reduziert die Menge unverdauter Stoffe, die durch den Darm wandern, und trägt so zur Linderung der Symptome bei.
- **Zu berücksichtigende Lebensmittel**: Weißbrot, raffiniertes Getreide, mageres Fleisch, Fisch, Eier und gekochtes Gemüse ohne Schale oder Kerne.

Begrenzen Sie die Ballaststoffaufnahme:

- Konzentrieren Sie sich auf lösliche Ballaststoffe (z. B. Hafer, Bananen), die das Verdauungssystem besser belasten als unlösliche Ballaststoffe.

Vermeiden Sie Rohkost:

- Entscheiden Sie sich für gekochtes oder gedünstetes Gemüse und Obst, um die Verdauungsbelastung zu reduzieren.

Überwachen Sie die Flüssigkeitsaufnahme:

- Erhöhen Sie die Flüssigkeitsaufnahme, um Durchfallverluste auszugleichen und einer Dehydrierung vorzubeugen.

Erholung nach dem Schub

Sobald ein Schub nachlässt, führen Sie nach und nach wieder eine größere Auswahl an Lebensmitteln ein. Überwachen Sie die Toleranz und passen Sie sie entsprechend an:

Lebensmittel langsam wieder einführen:

- Beginnen Sie mit milden, leicht verdaulichen Lebensmitteln und fügen Sie nach und nach mehr Abwechslung hinzu.

Konzentrieren Sie sich auf nährstoffreiche Lebensmittel:

- Bevorzugen Sie Lebensmittel, die reich an Vitaminen und Mineralstoffen sind, um die Genesung zu unterstützen.

Das Verständnis des Zusammenhangs zwischen Ernährung und Morbus Crohn ist für eine wirksame Behandlung von entscheidender Bedeutung. Durch die Identifizierung von Auslösern, die Einhaltung von Ernährungsrichtlinien und eine fundierte Lebensmittelauswahl können Sie die Symptome deutlich reduzieren und Ihre Lebensqualität verbessern. Ziel dieses Buches ist es, Ihnen das Wissen, die Rezepte und Strategien zu vermitteln, mit denen Sie Ihre Ernährungsreise selbstbewusst und einfach meistern können.

KAPITEL 3

EINE CROHN'S-FREUNDLICHE KÜCHE SCHAFFEN

Die Schaffung einer Küchenumgebung, die Ihre Ernährungsbedürfnisse unterstützt und die Gesundheit des Verdauungssystems fördert, ist für die Behandlung von Morbus Crohn von entscheidender Bedeutung. Dieses Kapitel konzentriert sich auf praktische Tipps zum Füllen Ihrer Speisekammer, zur Auswahl sicherer Kochmethoden und zur Auswahl von Küchenwerkzeugen und -geräten, die die Zubereitung von Mahlzeiten erleichtern.

Füllen Sie Ihre Speisekammer auf

Eine gut gefüllte Speisekammer ist die Grundlage einer Crohn's-freundlichen Küche. Hier sind einige wichtige Dinge, die Sie zur Hand haben sollten:

1. **Grundnahrungsmittel mit niedrigem Fasergehalt**
    - **Beispiele:** Weißer Reis, raffinierte Nudeln, Weißbrot und ballaststoffarme Cerealien.
    - **Nutzen:** Diese Lebensmittel schonen das Verdauungssystem und sind gegen Schübe geeignet.
2. **Konserven und Gläser**
    - **Beispiele:** Obstkonserven (in Saft), Gemüsekonserven (ohne Kerne oder Schalen) und Soßen im Glas (fett- und zuckerarm).
    - **Nutzen:** Praktische und vielseitige Zutaten für die schnelle und einfache Zubereitung von Mahlzeiten.

3. **Schlanke Proteine**
   - **Beispiele:** Thunfisch, Lachs, Hähnchenbrust und Tofu aus der Dose.
   - **Nutzen:** Gute Proteinquellen, die leicht verdaulich sind und für verschiedene Rezepte geeignet sind.
4. **Nährstoffreiche Lebensmittel**
   - **Beispiele:** Nussbutter, Samen (z. B. Kürbiskerne, Sonnenblumenkerne) und Nüsse (sofern vertragen).
   - **Nutzen:** Stellen Sie wichtige Nährstoffe wie Eiweiß, gesunde Fette und Vitamine bereit.
5. **Laktosearme und milchfreie Alternativen**
   - **Beispiele:** Laktosefreie Milch, laktosefreier Joghurt und pflanzliche Milch (z. B. Mandelmilch, Hafermilch).
   - **Nutzen:** Geeignete Optionen für Personen mit Laktoseintoleranz oder Milchunverträglichkeiten.
6. **Speiseöle**
   - **Beispiele:** Olivenöl, Kokosöl und Avocadoöl.
   - **Nutzen:** Gesunde Fette zum Kochen und Würzen von Gerichten.

Sichere Kochmethoden

Die Wahl schonender Kochmethoden kann dabei helfen, Nährstoffe zu erhalten und Verdauungsbeschwerden zu minimieren. Hier sind einige empfohlene Techniken:

1. **Dämpfen**
   - **Nutzen:** Behält den natürlichen Geschmack und die Nährstoffe von Lebensmitteln bei, ohne überschüssiges Fett oder Kalorien hinzuzufügen.

2. **Sieden**
   - **Nutzen:** Macht Lebensmittel weicher und leichter verdaulich. In Maßen verwenden, um Nährstoffverlust zu verhindern.
3. **Backen und Braten**
   - **Nutzen:** Kreiert schmackhafte Gerichte mit minimalem Fettzusatz. Ideal für Fleisch, Fisch und Gemüse.
4. **Grillen**
   - **Nutzen:** Verleiht Speisen einen rauchigen Geschmack, ohne dass überschüssiges Öl erforderlich ist. Verwenden Sie magere Fleisch- und Fischstücke.
5. **Unter Rühren braten**
   - **Nutzen:** Schnelle Garmethode, die die Textur und Nährstoffe von Gemüse und Proteinen bewahrt.

Küchenwerkzeuge und Gadgets

Die Investition in die richtigen Küchengeräte und -geräte kann die Zubereitung von Mahlzeiten optimieren und das Kochen angenehmer machen. Hier sind einige hilfreiche Punkte, die Sie berücksichtigen sollten:

1. **Küchenmaschine**
   - **Nutzen:** Ideal zum Hacken, Raspeln und Pürieren von Obst, Gemüse und Nüssen.
2. **Mixer**
   - **Nutzen:** Ideal für die Zubereitung von Smoothies, Suppen und Saucen aus weichen oder gekochten Zutaten.

3. **Slow Cooker**
   - **Nutzen:** Praktisch für die Zubereitung von Eintopfgerichten mit minimalem Zeitaufwand. Ideal zum Kochen von zartem Fleisch und Eintöpfen.
4. **Dampfkorb**
   - **Nutzen:** Ermöglicht das einfache Dämpfen von Gemüse, Fisch und Knödeln, ohne dass zusätzliche Speiseöle erforderlich sind.
5. **Antihaftbeschichtetes Kochgeschirr**
   - **Nutzen:** Erleichtert das Kochen und Reinigen und reduziert den Bedarf an überschüssigen Fetten oder Ölen.
6. **Kräutermühle oder Fleischwolf**
   - **Nutzen:** Frische Kräuter können Sie mühelos hacken, um Gerichten mehr Geschmack zu verleihen, ohne dass Sie übermäßig würzen müssen.

Indem Sie Ihre Speisekammer mit Crohn's-freundlichen Zutaten füllen, sanfte Kochmethoden wählen und in die richtigen Küchengeräte investieren, können Sie eine unterstützende Umgebung schaffen, die die Gesundheit des Verdauungssystems fördert und die Zubereitung von Mahlzeiten erleichtert. Diese praktischen Tipps bilden die Grundlage für die Erkundung köstlicher und nahrhafter Rezepte in den folgenden Kapiteln.

KAPITEL 4

ESSENTIELLE NÄHRSTOFFE UND NAHRUNGSERGÄNZUNGSMITTEL

Die Sicherstellung einer ausreichenden Zufuhr essentieller Nährstoffe ist für die Behandlung von Morbus Crohn und die Unterstützung der allgemeinen Gesundheit von entscheidender Bedeutung. Dieses Kapitel bietet einen Überblick über die wichtigsten Nährstoffe, häufige Mängel bei Personen mit Morbus Crohn und Empfehlungen für eine Nahrungsergänzung bei Bedarf.

Wichtige Nährstoffe für die Behandlung von Morbus Crohn

1. **Eiweiß**
   - **Rolle:** Unentbehrlich für die Gewebereparatur und die Immunfunktion.
   - **Quellen:** Mageres Fleisch, Geflügel, Fisch, Eier, Milchprodukte (sofern vertragen), Hülsenfrüchte und Tofu.
2. **Eisen**
   - **Rolle:** Wichtig für die Produktion roter Blutkörperchen und den Energiestoffwechsel.
   - **Quellen:** Rotes Fleisch, Geflügel, Fisch, Bohnen, Linsen, angereichertes Getreide und dunkles Blattgemüse.
3. **Kalzium**
   - **Rolle:** Unverzichtbar für die Knochengesundheit und Muskelfunktion.

- **Quellen:** Milchprodukte (sofern verträglich), angereicherte Pflanzenmilch, Blattgemüse, Tofu und Mandeln.
4. **Vitamin-D**
    - **Rolle:** Unterstützt die Knochengesundheit und die Immunfunktion.
    - **Quellen:** Sonneneinstrahlung, fetter Fisch (z. B. Lachs, Makrele), angereicherte Lebensmittel (z. B. Milch, Müsli) und Nahrungsergänzungsmittel.
5. **Vitamin B12**
    - **Rolle:** Unentbehrlich für die Nervenfunktion und die DNA-Synthese.
    - **Quellen:** Tierische Produkte (z. B. Fleisch, Fisch, Eier, Milchprodukte), angereichertes Getreide und Nährhefe (für Veganer).
6. **Folat (Folsäure)**
    - **Rolle:** Wichtig für die Zellteilung und DNA-Synthese.
    - **Quellen:** Blattgemüse, Zitrusfrüchte, Bohnen, Linsen, angereicherte Körner und Nahrungsergänzungsmittel.

Häufige Mangelernährung bei Morbus Crohn

1. **Eisenmangelanämie**
    - **Symptome:** Müdigkeit, Schwäche, blasse Haut und Kurzatmigkeit.
    - **Management:** Eisenergänzung, Ernährungsumstellung auf eisenreiche Lebensmittel.
2. **Mangel an Vitamin D**
    - **Symptome:** Knochenschmerzen, Muskelschwäche, Müdigkeit und Stimmungsschwankungen.

- **Management:** Vitamin-D-Supplementierung, Sonneneinstrahlung, Nahrungsquellen.
3. **Kalziummangel**
    - **Symptome:** Schwäche, Muskelkrämpfe und brüchige Knochen.
    - **Management:** Kalziumergänzung, Nahrungsquellen und Vitamin D zur Absorption.
4. **Vitamin-B12-Mangel**
    - **Symptome:** Müdigkeit, Schwäche, Kribbeln oder Taubheitsgefühl in Händen und Füßen sowie Konzentrationsschwierigkeiten.
    - **Management:** Vitamin-B12-Ergänzung, Nahrungsquellen und regelmäßige Überwachung.

Empfohlene Ergänzungen

1. **Multivitamin- und Mineralstoffzusätze**
    - **Zweck:** Stellen Sie eine umfassende Mischung aus essentiellen Vitaminen und Mineralstoffen bereit, um potenzielle Mängel zu beheben.
    - **Überlegungen:** Wählen Sie ein Nahrungsergänzungsmittel, das speziell für Personen mit Morbus Crohn entwickelt wurde, oder wenden Sie sich an einen Arzt, um individuelle Empfehlungen zu erhalten.
2. **Eisenpräparate**
    - **Zweck:** Korrigieren Sie Eisenmangelanämie und füllen Sie die Eisenspeicher auf.
    - **Überlegungen:** Wählen Sie ein Eisenpräparat, das das Verdauungssystem schont, und erwägen Sie die Einnahme zusammen mit Vitamin C, um die Absorption zu verbessern.

3. **Vitamin-D-Ergänzungen**
   - **Zweck:** Beheben Sie Vitamin-D-Mangel und unterstützen Sie die Knochengesundheit.
   - **Überlegungen:** Entscheiden Sie sich für Vitamin-D3-Präparate, die wirksamer sind als Vitamin D2, und streben Sie nach Möglichkeit eine regelmäßige Sonneneinstrahlung an.
4. **Kalziumpräparate**
   - **Zweck:** Ergänzen Sie die Kalziumaufnahme, um die Knochengesundheit zu unterstützen, insbesondere wenn die Nahrungsquellen begrenzt sind.
   - **Überlegungen:** Wählen Sie Kalziumcitratpräparate, die besser absorbiert werden als Kalziumkarbonat, und nehmen Sie sie zu den Mahlzeiten ein, um eine optimale Absorption zu gewährleisten.
5. **B12-Ergänzungen**
   - **Zweck:** Korrigieren Sie einen B12-Mangel und verhindern Sie neurologische Komplikationen.
   - **Überlegungen:** Wählen Sie Cyanocobalamin- oder Methylcobalamin-Nahrungsergänzungsmittel und führen Sie anschließend regelmäßige Blutuntersuchungen durch, um den B12-Spiegel zu überwachen.

Zusammenarbeit mit Gesundheitsdienstleistern

Die Konsultation eines Gesundheitsdienstleisters, beispielsweise eines Gastroenterologen oder eines registrierten Ernährungsberaters, ist für die Entwicklung einer personalisierten Nahrungsergänzungskur unerlässlich. Sie können:

- **Beurteilen Sie den Ernährungsstatus:** Führen Sie Blutuntersuchungen durch, um Mängel festzustellen und den Nährstoffgehalt im Laufe der Zeit zu überwachen.
- **Empfehlen Sie Ergänzungen:** Verschreiben Sie geeignete Nahrungsergänzungsmittel basierend auf den individuellen Bedürfnissen, Symptomen und der Nahrungsaufnahme.
- **Überwachung der Fortschritte:** Bewerten Sie regelmäßig die Wirksamkeit der Nahrungsergänzung und passen Sie die Kur bei Bedarf an.

Durch die Behebung potenzieller Nährstoffdefizite durch Nahrungsergänzung und Ernährungsumstellung können Menschen mit Morbus Crohn ihre allgemeine Gesundheit und ihr Wohlbefinden unterstützen. Es ist wichtig, eng mit Gesundheitsdienstleistern zusammenzuarbeiten, um sicherzustellen, dass Nahrungsergänzungsmittel auf die individuellen Bedürfnisse zugeschnitten und für die Symptombehandlung optimiert sind.

KAPITEL 5

ESSENSPLANUNG UND TIPPS ZUM LEBENSMITTELEINKAUF

Eine effektive Essensplanung und ein intelligenter Lebensmitteleinkauf sind wesentliche Bestandteile einer erfolgreichen Behandlung von Morbus Crohn und einer gesunden Ernährung. Dieses Kapitel enthält praktische Tipps zum Planen nahrhafter Mahlzeiten, zum Erstellen einer Einkaufsliste und zum Navigieren im Lebensmittelgeschäft, um sicherzustellen, dass Sie die Zutaten haben, die Sie zur Unterstützung Ihrer Ernährungsziele benötigen.

Einen Speiseplan entwickeln

1. **Setzen Sie sich realistische Ziele**
   - **Zielsetzung:** Bestimmen Sie Ihre Ernährungsbedürfnisse, Ernährungspräferenzen und Gesundheitsziele.
   - **Überlegungen:** Berücksichtigen Sie etwaige Ernährungseinschränkungen, Nahrungsmittelunverträglichkeiten oder Empfehlungen von Gesundheitsdienstleistern.
2. **Planen Sie ausgewogene Mahlzeiten**
   - **Komponenten:** Achten Sie auf Mahlzeiten, die mageres Eiweiß, Kohlenhydrate, gesunde Fette und eine Vielzahl von Obst und Gemüse enthalten.
   - **Vielfalt:** Wechseln Sie verschiedene Proteinquellen (z. B. Geflügel, Fisch, Bohnen) und verwenden Sie eine Vielzahl bunter Obst- und Gemüsesorten, um die Nährstoffaufnahme zu maximieren.

3. **Berücksichtigen Sie den Zeitpunkt der Mahlzeiten**
    - **Frequenz:** Planen Sie über den Tag verteilt drei Hauptmahlzeiten und 1–2 Snacks ein, um Ihr Energieniveau aufrechtzuerhalten und Hungergefühlen vorzubeugen.
    - **Abstand:** Verteilen Sie die Mahlzeiten gleichmäßig über den Tag und berücksichtigen Sie den Zeitpunkt der Medikamenteneinnahme, um mögliche Wechselwirkungen mit der Nahrung zu minimieren.
4. **An individuelle Bedürfnisse anpassen**
    - **Flexibilität:** Seien Sie darauf vorbereitet, Ihre Ernährungspläne entsprechend dem Aufflammen der Symptome, Appetitveränderungen oder anderen Faktoren, die Ihre Ernährungspräferenzen beeinflussen, anzupassen.

Erstellen einer Einkaufsliste

1. **Überprüfen Sie die Rezepte und den Speiseplan**
    - **Vorbereitung:** Überprüfen Sie Rezepte und Essenspläne, um die Zutaten zu ermitteln, die Sie für die Woche benötigen.
    - **Organisation:** Gruppieren Sie Artikel nach Kategorien (z. B. Lebensmittel, Milchprodukte, Grundnahrungsmittel für die Speisekammer), um Ihren Einkaufsbummel zu optimieren.
2. **Überprüfen Sie die Speisekammer und den Kühlschrank**
    - **Inventar:** Machen Sie eine Bestandsaufnahme der Artikel, die Sie bereits vorrätig haben, um den Kauf von Duplikaten zu vermeiden.

- **Ablaufdaten:** Entsorgen Sie alle abgelaufenen oder verdorbenen Artikel, um die Frische und Lebensmittelsicherheit zu gewährleisten.

3. **Dazu gehören Heftklammern und Essentials**
    - **Stiftung:** Stellen Sie sicher, dass Sie über Grundnahrungsmittel wie Getreide, Proteine, Speiseöle und Gewürze verfügen, um eine Vielzahl von Mahlzeiten zuzubereiten.
    - **Spezialartikel:** Fügen Sie alle Spezialzutaten hinzu, die für bestimmte Rezepte oder Ernährungsvorlieben erforderlich sind.
4. **Konto für Essenszubereitung und Lagerung**
    - **Behälter:** Erwägen Sie den Kauf von Behältern zur Aufbewahrung vorbereiteter Zutaten und Reste, um die Frische zu bewahren und Lebensmittelverschwendung zu minimieren.
    - **Großeinkauf:** Besorgen Sie sich gefriergeeignete Zutaten für Batch-Cooking und Meal-Prep-Sitzungen.

Navigieren im Lebensmittelgeschäft

1. **Halten Sie sich an den Umfang**
    - **Layout:** Konzentrieren Sie sich auf frische Produkte, Milchprodukte und Proteine, die rund um den Laden verteilt sind.
    - **Minimieren Sie verarbeitete Lebensmittel:** Begrenzen Sie den Kontakt mit verarbeiteten und verpackten Lebensmitteln in den Mittelgängen.
2. **Lesen Sie die Etiketten sorgfältig durch**
    - **Zutaten:** Überprüfen Sie die Zutatenlisten auf potenzielle Auslöser oder Allergene und wählen Sie Produkte mit minimalen Zusatz- und Konservierungsstoffen.

- **Nährwert-Information:** Achten Sie auf die Nährwertkennzeichnung, um eine fundierte Entscheidung über Portionsgrößen und Nährstoffgehalt zu treffen.
3. **Kaufen Sie saisonal und lokal ein**
    - **Frisches Erzeugnis:** Entscheiden Sie sich nach Möglichkeit für saisonales Obst und Gemüse, um optimalen Geschmack und Nährwert zu erzielen.
    - **Unterstützen Sie lokale Produzenten:** Erwägen Sie den Kauf von Artikeln auf örtlichen Bauernmärkten oder im Rahmen von Community Supported Agriculture (CSA)-Programmen, um die lokale Landwirtschaft zu unterstützen und Zugang zu frischen, hochwertigen Produkten zu erhalten.
4. **Achten Sie auf das Budget**
    - **Vorausplanen:** Legen Sie ein Budget für Ihren Einkaufsbummel fest und priorisieren Sie wichtige Artikel nach Nährwert und Kosten.
    - **Vergleiche Preise:** Vergleichen Sie die Preise verschiedener Marken und erwägen Sie den Kauf von Generika- oder Eigenmarkenartikeln, um Geld zu sparen, ohne auf Qualität zu verzichten.

Tipps zum Online-Shopping

1. **Erstellen Sie eine Einkaufsliste**
    - **Organisation:** Nutzen Sie Online-Shopping-Plattformen, um eine virtuelle Einkaufsliste basierend auf Ihrem Speiseplan und Ihren Rezepten zu erstellen.
2. **Überprüfen Sie die Liefer- oder Abholoptionen**
    - **Bequemlichkeit:** Nutzen Sie die Liefer- oder Abholservices von Lebensmittelgeschäften, um Zeit

zu sparen und den Aufenthalt in überfüllten Räumen zu minimieren.
3. **Überprüfen Sie Vertretungen und Sonderwünsche**
   - **Flexibilität:** Seien Sie auf mögliche Ersatzartikel oder nicht vorrätige Artikel vorbereitet und geben Sie spezielle Anweisungen für diätetische Einschränkungen oder Vorlieben.
4. **Planen Sie die Lieferung oder Abholung**
   - **Zeitliche Koordinierung:** Wählen Sie eine Liefer- oder Abholzeit, die zu Ihrem Zeitplan passt und eine ordnungsgemäße Lagerung verderblicher Artikel bei der Ankunft ermöglicht.

Einkaufslisten-Grundlagen

Das Erstellen einer umfassenden Einkaufsliste ist wichtig, um sicherzustellen, dass Sie über alle Zutaten verfügen, die Sie für die Zubereitung nahrhafter Mahlzeiten benötigen. Hier sind einige wichtige Punkte, die Sie auf Ihre Einkaufsliste setzen sollten:

1. **Frisches Erzeugnis**
   - Früchte: Äpfel, Bananen, Beeren, Zitrusfrüchte usw.
   - Gemüse: Blattgemüse, Tomaten, Gurken, Karotten, Paprika usw.
2. **Proteine**
   - Mageres Fleisch: Hähnchenbrust, Truthahn, magere Rind- oder Schweinefleischstücke.
   - Fisch: Lachs, Forelle, Tilapia, Kabeljau usw.
   - Pflanzliche Proteine: Tofu, Tempeh, Bohnen, Linsen, Kichererbsen.
3. **Getreide und Stärke**
   - Vollkorn: Brauner Reis, Quinoa, Vollkornnudeln, Hafer.

- Stärkehaltiges Gemüse: Kartoffeln, Süßkartoffeln, Kürbis.
- Brote und Wraps: Vollkornbrot, Tortillas, Fladenbrot.

4. **Milchprodukte und Milchalternativen**
   - Milch: Milch (bei Verträglichkeit) oder pflanzliche Milch (Mandel, Soja, Kokos).
   - Joghurt: Griechischer Joghurt (sofern vertragen) oder milchfreier Joghurt.
   - Käse: laktosearme Optionen oder milchfreie Alternativen.

5. **Gesunde Fette**
   - Speiseöle: Olivenöl, Avocadoöl, Kokosöl.
   - Nüsse und Samen: Mandeln, Walnüsse, Chiasamen, Leinsamen.
   - Nussbutter: Erdnussbutter, Mandelbutter.

6. **Grundnahrungsmittel für Snacks und Speisekammern**
   - Nährstoffreiche Snacks: Reiskuchen, Popcorn, Trockenfrüchte, Nüsse.
   - Konserven: Bohnen, Tomaten, Thunfisch, Lachs.
   - Gewürze und Saucen: Olivenöl, Essig, natriumarme Sojasauce, Salsa.

Lebensmitteletiketten lesen

Wenn Sie wissen, wie man Lebensmitteletiketten liest, können Sie fundierte Entscheidungen treffen und Produkte auswählen, die Ihren Ernährungsbedürfnissen entsprechen. Hier erfahren Sie, worauf Sie beim Lesen von Lebensmitteletiketten achten sollten:

1. **Zutatenliste**
   - Überprüfen Sie die Zutatenliste, um potenzielle Allergene oder auslösende Lebensmittel zu identifizieren.

- o Die Zutaten werden in absteigender Reihenfolge nach Gewicht aufgelistet. Geben Sie daher Produkten mit vollständigen, erkennbaren Zutaten Vorrang.

2. **Nährwert-Information**
   - o Achten Sie auf die Portionsgröße und die Portionen pro Behälter, um den Nährstoffgehalt genau beurteilen zu können.
   - o Suchen Sie nach wichtigen Nährstoffen wie Ballaststoffen, Proteinen, Vitaminen und Mineralien und achten Sie auf Produkte, die ein ausgewogenes Nährstoffangebot ohne übermäßigen Zucker- oder Natriumzusatz bieten.

3. **Allergenwarnungen**
   - o Beachten Sie die Allergenwarnungen für häufige Allergene wie Nüsse, Milchprodukte, Soja, Weizen und Schalentiere.
   - o Hersteller sind verpflichtet, potenzielle Allergene deutlich zu kennzeichnen, um den Verbrauchern eine sichere Wahl zu erleichtern.

4. **Gesundheitsbezogene Angaben**
   - o Seien Sie vorsichtig bei gesundheitsbezogenen Angaben wie „fettarm", „natriumarm" oder „ballaststoffreich", da diese Begriffe irreführend sein können.
   - o Überprüfen Sie immer die vollständigen Nährwertangaben, um sicherzustellen, dass das Produkt Ihren spezifischen Ernährungsbedürfnissen entspricht.

Indem Sie wichtige Artikel auf Ihre Einkaufsliste setzen und die Kunst des Lesens von Lebensmitteletiketten beherrschen, können Sie fundierte Entscheidungen treffen und Lebensmittel auswählen, die

Ihre Gesundheit und Ihr Wohlbefinden unterstützen. Diese Einkaufstipps helfen Ihnen dabei, den Lebensmitteleinkaufsprozess zu optimieren und sicherzustellen, dass Sie alles haben, was Sie für die Zubereitung nahrhafter Mahlzeiten zu Hause benötigen.

KAPITEL 6

> *REZEPTE FÜR ALLTÄGLICHE MAHLZEITEN*

Dieses Kapitel stellt eine vielfältige Auswahl köstlicher und nahrhafter Rezepte vor, die für Personen mit Morbus Crohn geeignet sind. Jedes Rezept ist sorgfältig zusammengestellt, um das Verdauungssystem zu schonen und gleichzeitig wichtige Nährstoffe und sättigende Aromen zu liefern. Vom Frühstück bis zum Abendessen bieten diese Rezepte eine Vielzahl von Optionen für unterschiedliche Geschmäcker und Ernährungsvorlieben.

Frühstücksrezepte

1. **Quinoa-Frühstücksschüssel**
   - **Zutaten:**
     - Gekochte Quinoa
     - Mandelmilch (oder eine beliebige Milch Ihrer Wahl)
     - Frische Beeren (z. B. Erdbeeren, Blaubeeren)
     - Geschnittene Banane
     - Chiasamen
     - Honig (optional)
   - **Anweisungen:**
     - In einer Schüssel gekochtes Quinoa mit Mandelmilch vermischen, bis die gewünschte Konsistenz erreicht ist.
     - Mit frischen Beeren, Bananenscheiben, Chiasamen und einem Spritzer Honig für die Süße belegen.

2. **Eiermuffins mit Spinat und Feta**
   - **Zutaten:**
     - Eier
     - Frischer Spinat
     - Feta Käse
     - Kirschtomaten
     - Salz und Pfeffer
   - **Anweisungen:**
     - Den Backofen auf 175 °C (350 °F) vorheizen und eine Muffinform einfetten.
     - In einer Schüssel Eier mit gehacktem Spinat, zerbröckeltem Feta-Käse, halbierten Kirschtomaten, Salz und Pfeffer verquirlen.
     - Gießen Sie die Mischung in Muffinförmchen und backen Sie sie 20–25 Minuten lang oder bis sie fest und leicht goldbraun sind.
3. **Overnight Oats mit Nussbutter und Banane**
   - **Zutaten:**
     - Haferflocken
     - griechischer Joghurt
     - Mandelmilch
     - Nussbutter (z. B. Mandelbutter, Erdnussbutter)
     - Geschnittene Banane
   - **Anweisungen:**
     - In einem Glas Haferflocken, griechischen Joghurt, Mandelmilch und Nussbutter schichten.
     - Über Nacht in den Kühlschrank stellen und vor dem Servieren mit Bananenscheiben belegen.

4. **Süßkartoffel-Frühstücks-Hash**
   - **Zutaten:**
     - Süßkartoffeln
     - Paprika
     - rote Zwiebel
     - Putenspeck oder Hühnerwurst (optional)
     - Eier
   - **Anweisungen:**
     - Süßkartoffeln schälen und würfeln, dann mit gehackten Paprika, roten Zwiebeln und gekochtem Putenspeck oder Hühnerwurst anbraten, bis sie weich sind.
     - Machen Sie Vertiefungen in das Haschisch und schlagen Sie in jede Vertiefung Eier auf.
     - Abdecken und kochen, bis die Eier nach Ihrem Geschmack fest sind.

5. **Chia-Samen-Pudding mit Beeren**
   - **Zutaten:**
     - Chiasamen
     - Mandelmilch (oder eine beliebige Milch Ihrer Wahl)
     - Honig oder Ahornsirup
     - Frische Beeren (z. B. Himbeeren, Brombeeren)
   - **Anweisungen:**
     - Mischen Sie in einer Schüssel Chiasamen mit Mandelmilch und einem Süßstoff Ihrer Wahl.
     - Mindestens 4 Stunden oder über Nacht im Kühlschrank lagern, bis die Masse eingedickt ist.
     - Für ein nahrhaftes und sättigendes Frühstück mit frischen Beeren garniert servieren.

Mittagsrezepte

1. **Mediterraner Kichererbsensalat**
   - **Zutaten:**
     - Kichererbsen aus der Dose
     - Gurke
     - Kirschtomaten
     - rote Zwiebel
     - Kalamata-Oliven
     - Feta Käse
     - Zitronenvinaigrette
   - **Anweisungen:**
     - Kichererbsen aus der Dose abspülen und abtropfen lassen, dann mit gehackter Gurke, Kirschtomaten, roten Zwiebeln, Kalamata-Oliven, zerbröckeltem Feta-Käse und Zitronenvinaigrette vermengen.
2. **Truthahn-Gemüse-Wrap mit Avocado**
   - **Zutaten:**
     - Vollkornwickel
     - Geschnittene Putenbrust
     - Avocado
     - Kopfsalat
     - Geschredderte Karotten
     - Hummus
   - **Anweisungen:**
     - Legen Sie einen Vollkorn-Wrap flach und schichten Sie darauf geschnittene Putenbrust, zerdrückte Avocado, Salat, geraspelte Karotten und Hummus.
     - Für ein praktisches und tragbares Mittagessen fest aufrollen und in Windräder schneiden.

3. **Mit Quinoa gefüllte Paprika**
   - **Zutaten:**
     - Paprika
     - Gekochte Quinoa
     - Schwarze Bohnen
     - Mais
     - Salsa
     - Geriebener Käse (optional)
   - **Anweisungen:**
     - Paprika halbieren und entkernen.
     - In einer Schüssel gekochtes Quinoa mit schwarzen Bohnen, Mais und Salsa vermischen.
     - Jede Paprikahälfte mit der Quinoa-Mischung füllen und nach Belieben mit geriebenem Käse belegen.
     - Bei 190 °C (375 °F) 20–25 Minuten backen, oder bis die Paprika weich sind und die Füllung durchgewärmt ist.
4. **Lachs-Avocado-Salat**
   - **Zutaten:**
     - Gekochtes Lachsfilet
     - Gemischter Salat
     - Avocado
     - Gurke
     - Kirschtomaten
     - Balsamico-Vinaigrette
   - **Anweisungen:**
     - Gekochter Lachs in Flockenform auf einem Bett aus gemischtem Salat.
     - Mit geschnittener Avocado, Gurke und halbierten Kirschtomaten belegen.

- Mit Balsamico-Vinaigrette beträufeln und sofort servieren.

5. **Gemüse- und Linsensuppe**
   - **Zutaten:**
     - Grüne Linsen
     - Möhren
     - Sellerie
     - Zwiebel
     - Knoblauch
     - Gemüsebrühe
     - Lorbeerblätter
   - **Anweisungen:**
     - In einem großen Topf gehackte Zwiebeln, Knoblauch, Karotten und Sellerie anbraten, bis sie weich sind.
     - Gespülte grüne Linsen, Gemüsebrühe und Lorbeerblätter hinzufügen.
     - 25–30 Minuten köcheln lassen, bis die Linsen weich sind.
     - Vor dem Servieren mit Salz und Pfeffer abschmecken.

Abendessen-Rezepte

1. **Gebackenes Hähnchen mit geröstetem Gemüse**
   - **Zutaten:**
     - Hühnerbrust
     - Süßkartoffeln
     - Rosenkohl
     - rote Zwiebel
     - Olivenöl
     - Italienisches Gewürz

- **Anweisungen:**
  - Hähnchenbrust mit italienischen Gewürzen würzen und im Ofen backen, bis sie gar sind.
  - Gehackte Süßkartoffeln, Rosenkohl und rote Zwiebeln mit Olivenöl, Salz und Pfeffer vermengen.
  - Gemüse zusammen mit Hühnchen braten, bis es zart und karamellisiert ist.

2. **Garnelenpfanne mit Gemüse**
   - **Zutaten:**
     - Garnelen (geschält und entdarmt)
     - Paprika
     - Zuckerschoten
     - Brokkoliröschen
     - Möhren
     - Knoblauch
     - Ingwer
     - Ich bin Weide
     - Sesamöl
   - **Anweisungen:**
     - Sesamöl in einem Wok oder einer Pfanne bei mittlerer bis hoher Hitze erhitzen.
     - Gehackten Knoblauch und Ingwer hinzufügen und unter Rühren anbraten, bis es duftet.
     - Garnelen hinzufügen und kochen, bis sie rosa und undurchsichtig sind.
     - Gehacktes Gemüse hinzufügen und unter Rühren anbraten, bis es zart-knusprig ist.
     - Mit Sojasauce beträufeln und vor dem Servieren gleichmäßig vermengen.

3. **Putenfleischbällchen mit Marinara-Sauce**
   - **Zutaten:**
     - Putenhackfleisch
     - Zwiebel
     - Knoblauch
     - Italienisches Gewürz
     - Semmelbrösel (oder Mandelmehl für die glutenfreie Variante)
     - Ei
     - Marinara-Sauce (im Laden gekauft oder selbstgemacht)
   - **Anweisungen:**
     - In einer Schüssel Putenhackfleisch, gehackte Zwiebeln, Knoblauch, italienische Gewürze, Semmelbrösel und Ei vermischen, bis alles gut vermischt ist.
     - Rollen Sie die Mischung zu Fleischbällchen und legen Sie sie auf ein mit Backpapier ausgelegtes Backblech.
     - Im Ofen bei 190 °C (375 °F) 20–25 Minuten lang backen, oder bis es gar ist.
     - Mit warmer Marinara-Sauce und Pasta oder Spaghettikürbis Ihrer Wahl servieren.
4. **Gemüsecurry mit Kichererbsen**
   - **Zutaten:**
     - Kichererbsen (aus der Dose oder gekocht)
     - Zwiebel
     - Paprika
     - Zucchini
     - Blumenkohl
     - Curry Pulver
     - Kokosmilch

- Gemüsebrühe
- Limettensaft
- **Anweisungen:**
    - In einem großen Topf gehackte Zwiebeln anbraten, bis sie weich sind.
    - Gehackte Paprika, Zucchini, Blumenkohl und Kichererbsen hinzufügen.
    - Currypulver einrühren und kochen, bis es duftet.
    - Mit Kokosmilch und Gemüsebrühe aufgießen und köcheln lassen, bis das Gemüse weich ist.
    - Mit einem Spritzer Limettensaft abschließen, bevor es über gekochtem Reis oder Quinoa serviert wird.

5. **Lachskuchen mit Zitronen-Dill-Sauce**
    - **Zutaten:**
        - Lachs aus der Dose
        - Mandelmehl
        - Grüne Zwiebeln
        - Dill
        - Zitronenschale
        - Eier
        - griechischer Joghurt
        - dijon Senf
    - **Anweisungen:**
        - In einer Schüssel abgetropften Lachs aus der Dose, Mandelmehl, gehackte Frühlingszwiebeln, Dill, Zitronenschale und geschlagene Eier vermischen, bis alles gut vermischt ist.

- Aus der Mischung Pastetchen formen und in einer Pfanne von beiden Seiten goldbraun braten.
- In einer separaten Schüssel griechischen Joghurt, Zitronensaft und Dijon-Senf verrühren, um die Sauce zuzubereiten.
- Servieren Sie die Lachsküchlein heiß mit der Zitronen-Dill-Sauce als Beilage.

KAPITEL 7

SNACKS UND SMOOTHIES

Dieses Kapitel bietet eine Vielzahl nahrhafter Snackoptionen und erfrischender Smoothie-Rezepte, die speziell auf Personen zugeschnitten sind, die an Morbus Crohn leiden. Snacks sind unerlässlich, um das Energieniveau aufrechtzuerhalten und den ganzen Tag über wichtige Nährstoffe bereitzustellen, während Smoothies eine praktische Möglichkeit bieten, Vitamine, Mineralien und Ballaststoffe aufzunehmen und gleichzeitig das Verdauungssystem zu beruhigen.

Gesunde Snack-Optionen

1. **Apfelscheiben mit Mandelbutter**
    - **Zutaten:**
        - Apfel, geschnitten)
        - Mandelbutter
    - **Anweisungen:**
        - Einen Apfel in Scheiben schneiden und jede Scheibe mit Mandelbutter bestreichen.
        - Nach Belieben mit Zimt bestreuen, um den Geschmack zu verstärken.
2. **Griechisches Joghurtparfait mit Müsli**
    - **Zutaten:**
        - griechischer Joghurt
        - Granola
        - frische Beeren
        - Honig (optional)

- Anweisungen:
  - Griechischen Joghurt, Müsli und frische Beeren in ein Glas schichten.
  - Für noch mehr Süße nach Belieben mit Honig beträufeln.
3. **Selleriestangen mit Frischkäse und geräuchertem Lachs**
    - Zutaten:
        - Selleriestangen
        - Frischkäse (oder milchfreie Alternative)
        - Räucherlachs
    - Anweisungen:
        - Selleriestangen mit Frischkäse füllen und mit Räucherlachsscheiben belegen.
        - Für zusätzlichen Geschmack mit Dill oder Schnittlauch bestreuen.
4. **Studentenfutter mit Nüssen und Samen**
    - Zutaten:
        - Mandeln
        - Walnüsse
        - Kürbiskerne
        - Sonnenblumenkerne
        - Getrocknete Cranberries
    - Anweisungen:
        - Alle Zutaten in eine Schüssel geben und gut vermischen.
        - Für eine praktische Option zum Mitnehmen in einzelne Snackbeutel portionieren.
5. **Reiskuchen mit Avocado und Kirschtomaten**
    - Zutaten:
        - Reiskuchen
        - Reife Avocado
        - Kirschtomaten

- Meersalz
- **Anweisungen:**
  - Zerdrückte Avocado auf einem Reiskuchen verteilen.
  - Mit halbierten Kirschtomaten und einer Prise Meersalz bestreuen, um einen herzhaften Snack zu erhalten.

Nahrhafte Smoothie-Rezepte

1. **Tropischer Mango-Smoothie**
   - **Zutaten:**
     - Gefrorene Mangostücke
     - Banane
     - Ananasstücke
     - Kokosmilch
     - Spinat (optional)
   - **Anweisungen:**
     - Mangostücke, Banane, Ananasstücke, Kokosmilch und Spinat glatt rühren.
     - Für eine tropische Note mit einer Scheibe frischer Ananas garnieren.
2. **Blaubeer-Mandel-Butter-Smoothie**
   - **Zutaten:**
     - Gefrorene Blaubeeren
     - Mandelbutter
     - griechischer Joghurt
     - Mandelmilch
     - Honig (optional)

- Anweisungen:
  - Gefrorene Blaubeeren, Mandelbutter, griechischen Joghurt, Mandelmilch und Honig in einem Mixer vermischen.
  - Mischen, bis eine cremige und glatte Masse entsteht.
  - Für noch mehr Knusprigkeit mit einer Prise gehobelter Mandeln bestreuen.

3. **Cremiger Bananen-Erdnussbutter-Smoothie**
   - **Zutaten:**
     - Reife Banane
     - Erdnussbutter
     - Naturjoghurt (oder milchfreie Alternative)
     - Mandelmilch
     - Honig (optional)
   - **Anweisungen:**
     - Banane, Erdnussbutter, Naturjoghurt, Mandelmilch und Honig verrühren, bis alles gut vermischt ist.
     - In Gläser füllen und als sättigenden und cremigen Genuss genießen.

4. **Beeren-Spinat-Smoothie**
   - **Zutaten:**
     - Gefrorene gemischte Beeren
     - Frischer Spinat
     - griechischer Joghurt
     - Mandelmilch
     - Chiasamen (optional)
   - **Anweisungen:**
     - Mischen Sie gemischte Beeren, frischen Spinat, griechischen Joghurt, Mandelmilch

und Chiasamen, bis eine glatte und cremige Masse entsteht.
- Für einen erfrischenden und nährstoffreichen Smoothie sofort servieren.

5. **Grüner Ananas-Kokos-Smoothie**
   - **Zutaten:**
     - Frische Ananas
     - Kokosnusswasser
     - Baby Spinat
     - Minzblätter
     - Limettensaft
   - **Anweisungen:**
     - Frische Ananas, Kokoswasser, Babyspinat, Minzblätter und Limettensaft glatt rühren.
     - Für einen gekühlten Smoothie nach Belieben Eiswürfel hinzufügen.
     - Für eine tropische Note mit einem Zweig frischer Minze garnieren.

Diese Snackoptionen und Smoothie-Rezepte sollen für Nährstoffe sorgen, die Gesundheit des Verdauungssystems unterstützen und gleichzeitig den Heißhunger zwischen den Mahlzeiten stillen. Sie können die Rezepte jederzeit an Ihre Vorlieben und Ernährungsbedürfnisse anpassen.

KAPITEL 8

REZEPTE FÜR BESONDERE ANLÄSSE

Dieses Kapitel bietet eine kuratierte Auswahl geschmackvoller und beeindruckender Rezepte, die für besondere Anlässe und Feiern geeignet sind. Auch wenn Sie Morbus Crohn unter Kontrolle haben, können Sie mit Familie und Freunden köstliche Mahlzeiten genießen. Diese Rezepte sind sorgfältig zusammengestellt, um das Verdauungssystem zu schonen und gleichzeitig unvergessliche kulinarische Erlebnisse zu bieten.

Feiertagsfeste

1. **Gebratener Truthahn mit Cranberry-Glasur**
   - **Zutaten:**
     - Ganzer Truthahn
     - Preiselbeersoße
     - Orangensaft
     - Honig
     - Frischer Rosmarin
   - **Anweisungen:**
     - Heizen Sie den Ofen vor und bereiten Sie den Truthahn zum Braten vor.
     - In einem Topf Preiselbeersauce, Orangensaft, Honig und gehackten Rosmarin vermischen. Köcheln lassen, bis es eingedickt ist.
     - Streichen Sie die Glasur während der letzten Stunde des Bratens über den Truthahn, um ihm einen süßen und würzigen Geschmack zu verleihen.

2. **mit Honig glasierter Schinken**
   - **Zutaten:**
     - Schinken im Spiralschnitt
     - Honig
     - dijon Senf
     - brauner Zucker
     - Nelken (optional)
   - **Anweisungen:**
     - Heizen Sie den Ofen vor und legen Sie den Schinken in einen Bräter.
     - Mischen Sie Honig, Dijon-Senf und braunen Zucker zu einer Glasur.
     - Die Oberfläche des Schinkens einschneiden und bei Bedarf mit Nelken belegen, dann mit der Glasur bestreichen.
     - Backen, bis es durchgeheizt und karamellisiert ist, dabei gelegentlich mit der Glasur begießen.
3. **Prime Rib mit Kräuterkruste**
   - **Zutaten:**
     - Prime Rib Roast
     - Knoblauch
     - Frische Kräuter (Rosmarin, Thymian)
     - Olivenöl
     - Salz und Pfeffer
   - **Anweisungen:**
     - Hochrippe mit gehacktem Knoblauch, gehackten Kräutern, Olivenöl, Salz und Pfeffer einreiben.
     - Im Ofen rösten, bis der gewünschte Gargrad erreicht ist, dann vor dem Schneiden ruhen lassen.

4. **Gefüllter Butternusskürbis**
   - **Zutaten:**
     - Butternusskürbis
     - Quinoa
     - Getrocknete Cranberries
     - Pecannüsse
     - Salbei
     - Ahornsirup
   - **Anweisungen:**
     - Den Butternusskürbis der Länge nach halbieren und die Kerne entfernen. Rösten, bis es weich ist.
     - Quinoa nach Packungsanleitung kochen, dann getrocknete Preiselbeeren, gehackte Pekannüsse und gehackten Salbei unterrühren.
     - Die gerösteten Kürbishälften mit der Quinoa-Mischung füllen, mit Ahornsirup beträufeln und servieren.

5. **Gemüse-Wellington**
   - **Zutaten:**
     - Blätterteig
     - Portobello-Pilze
     - Spinat
     - Geröstete rote Paprika
     - Veganer Frischkäse
     - Knoblauch
   - **Anweisungen:**
     - In Scheiben geschnittene Portobello-Pilze mit gehacktem Knoblauch anbraten, bis sie weich sind. Gehackten Spinat hinzufügen und kochen, bis er zusammenfällt.

- Blätterteig ausrollen und mit veganem Frischkäse bestreichen. Mit der Pilz-Spinat-Mischung und den gerösteten roten Paprika belegen.
- Den Teig über die Füllung falten und die Ränder verschließen. Backen, bis es goldbraun und knusprig ist.

Festliche Vorspeisen

1. **Canapés mit geräuchertem Lachs**
   - **Zutaten:**
     - Baguettescheiben
     - Frischkäse
     - Räucherlachs
     - Kapern
     - Dill
   - **Anweisungen:**
     - Baguettescheiben knusprig rösten. Mit Frischkäse bestreichen.
     - Mit geräuchertem Lachs, Kapern und frischem Dill belegen und so eine elegante Vorspeise erhalten.
2. **Brie- und Cranberry-Blätterteig-Häppchen**
   - **Zutaten:**
     - Blätterteig
     - Brie Käse
     - Preiselbeersoße
     - Pecannüsse
   - **Anweisungen:**
     - Den Blätterteig in Quadrate schneiden und in eine Mini-Muffinform legen.

- Auf jedes Teigquadrat einen Würfel Brie und einen Löffel Preiselbeersauce geben.
- Backen, bis der Teig goldbraun ist und der Käse geschmolzen ist. Mit gehackten Pekannüssen garnieren.

3. **Feigen- und Prosciutto-Crostini**
   - **Zutaten:**
     - Baguettescheiben
     - Feigenmarmelade
     - Prosciutto
     - Ziegenkäse
     - Rucola
   - **Anweisungen:**
     - Baguettescheiben knusprig rösten. Mit Feigenmarmelade bestreichen.
     - Mit einer Scheibe Prosciutto, zerbröseltem Ziegenkäse und Rucola belegen, um einen süßen und herzhaften Snack zu erhalten.

4. **Törtchen mit Pilzen und Gruyere**
   - **Zutaten:**
     - Mini-Törtchenschalen
     - Pilze
     - Greyerzer Käse
     - Thymian
     - Schlagsahne
   - **Anweisungen:**
     - In Scheiben geschnittene Champignons mit frischem Thymian anbraten, bis sie goldbraun und karamellisiert sind.
     - Die Tortenböden mit der Pilzmischung füllen und mit geriebenem Gruyère-Käse belegen.

- Backen, bis der Käse geschmolzen ist und Blasen bildet. Vor dem Servieren mit etwas Sahne beträufeln.

5. **Knusprige Kokosgarnelen**
    - **Zutaten:**
        - Garnelen (geschält und entdarmt)
        - Kokosnussflocken
        - Mehl
        - Eier
        - Süße Chilisauce (zum Dippen)
    - **Anweisungen:**
        - Garnelen in Mehl wenden, in geschlagene Eier tauchen und mit Kokosflocken bestreichen.
        - Goldbraun und knusprig braten. Zum Dippen mit süßer Chilisauce servieren.

Feierliche Hauptgerichte

1. **Gegrilltes Filet Mignon mit Rotweinreduktion**
    - **Zutaten:**
        - Filet-Mignon-Steaks
        - Olivenöl
        - Salz und Pfeffer
        - Rotwein
        - Rinderbrühe
        - Schalotten
    - **Anweisungen:**
        - Filet-Mignon-Steaks mit Olivenöl, Salz und Pfeffer einreiben. Bis zum gewünschten Gargrad grillen.

- In einem Topf Rotwein, Rinderbrühe und gehackte Schalotten köcheln lassen, bis die Flüssigkeit eingedickt und eingedickt ist.
- Vor dem Servieren die Rotweinreduktion über die gegrillten Steaks träufeln.

2. **Hummer-Risotto**
   - **Zutaten:**
     - Arborioreis
     - Hummerschwänze
     - Weißwein
     - Schalotten
     - Knoblauch
     - Parmesan Käse
     - Frische Petersilie
   - **Anweisungen:**
     - Arborio-Reis in einer Mischung aus Weißwein und Brühe cremig kochen.
     - Gewürfelte Schalotten und gehackten Knoblauch anbraten, bis sie weich sind. Gehackte Hummerschwänze hinzufügen und kochen, bis sie undurchsichtig sind.
     - Die Hummermischung zusammen mit geriebenem Parmesan und gehackter Petersilie unter das Risotto rühren.

3. **Vegetarisch gefüllte Portobello-Pilze**
   - **Zutaten:**
     - Große Portobello-Pilze
     - Quinoa
     - Spinat
     - Geröstete rote Paprika
     - Feta Käse
     - Balsamico-Glasur

- Anweisungen:
  - Den Stiel der Portobello-Pilze entfernen und mit Olivenöl bestreichen. Rösten, bis es weich ist.
  - Quinoa nach Packungsanleitung kochen und gehackten Spinat, geröstete rote Paprika und zerbröselten Feta-Käse unterrühren.
  - Die gerösteten Pilze mit der Quinoa-Mischung füllen und vor dem Servieren mit Balsamico-Glasur beträufeln.

4. **Lammkarree mit Kräuterkruste**
   - **Zutaten:**
     - Lammkarree
     - dijon Senf
     - Semmelbrösel
     - Frische Kräuter (Rosmarin, Thymian)
     - Knoblauch
   - **Anweisungen:**
     - Das Lammkarree mit Dijon-Senf bestreichen.
     - Semmelbrösel, gehackte Kräuter und gehackten Knoblauch zu einer Kruste vermischen.
     - Drücken Sie die Kruste auf das Lamm und braten Sie es, bis es nach Ihren Wünschen gebräunt und gegart ist.

5. **Gemüse-Wellington**
   - **Zutaten:**
     - Blätterteig
     - Portobello-Pilze
     - Spinat
     - Geröstete rote Paprika

- Veganer Frischkäse
        - Knoblauch
    - **Anweisungen:**
        - In Scheiben geschnittene Portobello-Pilze mit gehacktem Knoblauch anbraten, bis sie weich sind. Gehackten Spinat hinzufügen und kochen, bis er zusammenfällt.
        - Blätterteig ausrollen und mit veganem Frischkäse bestreichen. Mit der Pilz-Spinat-Mischung und den gerösteten roten Paprika belegen.
        - Den Teig über die Füllung falten und die Ränder verschließen. Backen, bis es goldbraun und knusprig ist.

Verwöhnende Desserts

1. **Dekadenter Schokoladen-Lava-Kuchen**
    - **Zutaten:**
        - Dunkle Schokolade
        - Butter
        - Eier
        - Zucker
        - Mehl
    - **Anweisungen:**
        - Dunkle Schokolade und Butter schmelzen, bis eine glatte Masse entsteht.
        - Eier und Zucker schlagen, bis die Masse hell und dick ist. Geschmolzene Schokoladenmischung und Mehl unterheben.

- Den Teig in gefettete Auflaufförmchen füllen und backen, bis die Ränder fest sind, die Mitte aber noch klebrig ist.

2. **Klassisches Tiramisu**
    - **Zutaten:**
        - Frauenfinger
        - Espresso
        - Marsala-Wein
        - Mascarpone
        - Eier
        - Kakaopulver
    - **Anweisungen:**
        - Löffelbiskuits in eine Mischung aus Espresso und Marsala-Wein tauchen.
        - Eingeweichte Löffelbiskuits mit einer Mischung aus Mascarpone, Eigelb und Zucker belegen.
        - Über Nacht kalt stellen, dann vor dem Servieren mit Kakaopulver bestäuben.

3. **Weiße-Schokolade-Himbeer-Käsekuchen**
    - **Zutaten:**
        - Graham-Cracker-Kruste
        - Frischkäse
        - weiße Schokolade
        - Eier
        - Zucker
        - Himbeerkonfitüre
    - **Anweisungen:**
        - Weiße Schokolade schmelzen und mit Frischkäse, Eiern und Zucker glatt rühren.

- Gießen Sie die Mischung in eine Graham-Cracker-Kruste und schwenken Sie Himbeerkonfitüre hinein.
- Bis zum Festwerden backen, dann vor dem Servieren abkühlen lassen.

4. **Gesalzene Karamell-Schokoladen-Tarte**
   o **Zutaten:**
      - Schokoladenplätzchenkruste
      - Karamell-Sauce
      - Dunkle Schokoladen-Ganache
      - Meersalzflocken
   o **Anweisungen:**
      - Karamellsauce auf einer Schokoladenplätzchenkruste verteilen.
      - Gießen Sie dunkle Schokoladenganache über das Karamell und bestreuen Sie es mit Meersalzflocken.
      - Bis zum Festwerden kalt stellen, dann in Scheiben schneiden und servieren.

5. **Dreifache Beeren-Pavlova**
   o **Zutaten:**
      - Eiweiß
      - Zucker
      - Maisstärke
      - Essig
      - Gemischte Beeren (Erdbeeren, Blaubeeren, Himbeeren)
      - Schlagsahne
   o **Anweisungen:**
      - Eiweiß schlagen, bis sich steife Spitzen bilden, dann nach und nach Zucker, Maisstärke und Essig hinzufügen.

- Die Baisermischung kreisförmig auf ein mit Backpapier ausgelegtes Backblech spritzen oder verteilen.
- Backen, bis es außen knusprig, in der Mitte aber noch weich ist.
- Vor dem Servieren mit Schlagsahne und gemischten Beeren belegen.

Diese festlichen Hauptgerichte und köstlichen Desserts eignen sich perfekt für besondere Anlässe und werden Ihre Gäste mit Sicherheit beeindrucken, während sie gleichzeitig auf Ihre Ernährungsbedürfnisse bei der Behandlung von Morbus Crohn eingehen. Genießen Sie die Zubereitung unvergesslicher Mahlzeiten und den Genuss köstlicher Desserts mit Ihren Lieben!

KAPITEL 9

LIFESTYLE-TIPPS ZUR BEHANDLUNG VON MORBUS CROHN

In diesem Kapitel untersuchen wir verschiedene Lebensstilstrategien als Ergänzung zu Ernährungsumstellungen und medizinischen Behandlungen zur wirksamen Behandlung von Morbus Crohn. Indem Sie diese Tipps in Ihren Alltag integrieren, können Sie Ihr allgemeines Wohlbefinden steigern und die Auswirkungen von Symptomen auf Ihre Lebensqualität minimieren.

Stressbewältigung

1. **Achtsamkeitsmeditation**
   - Lernen Sie einfache Achtsamkeitsmeditationstechniken, um Stress abzubauen und Entspannung zu fördern.
   - Machen Sie täglich tiefe Atemübungen und geführte Meditationssitzungen, um Achtsamkeit und Ruhe zu fördern.
2. **Yoga und Stretching**
   - Nehmen Sie an sanften Yoga-Posen und Dehnübungen teil, um Muskelverspannungen zu lösen und die Flexibilität zu verbessern.
   - Integrieren Sie Yoga in Ihre Routine, um das körperliche und geistige Wohlbefinden zu steigern, Stress abzubauen und die Entspannung zu fördern.

Physische Aktivität

3. **Übungen mit geringer Belastung**
   - Wählen Sie Übungen mit geringer Belastung wie Gehen, Schwimmen oder Radfahren, um die Herz-Kreislauf-Gesundheit zu verbessern, ohne die Morbus Crohn-Symptome zu verschlimmern.
   - Streben Sie an den meisten Tagen der Woche mindestens 30 Minuten moderate Bewegung an, um Ihr Energieniveau zu steigern und Stress abzubauen.

4. **Krafttraining**
   - Integrieren Sie Krafttrainingsübungen mit leichten Gewichten oder Widerstandsbändern, um die Muskelkraft aufzubauen und die Gesundheit der Gelenke zu unterstützen.
   - Wenden Sie sich an einen Fitnessprofi, um ein individuelles Krafttrainingsprogramm zu entwickeln, das auf Ihr Fitnessniveau und Ihre Ziele zugeschnitten ist.

Schlafe und Ruhe dich aus

5. **Eine Schlafroutine etablieren**
   - Erstellen Sie eine entspannende Schlafenszeitroutine, um Ihrem Körper zu signalisieren, dass es Zeit ist, sich zu entspannen und sich auf den Schlaf vorzubereiten.
   - Halten Sie einen konsistenten Schlafplan ein, indem Sie jeden Tag zur gleichen Zeit ins Bett gehen und aufstehen, um eine bessere Schlafqualität zu fördern.

6. **Hochwertige Schlafumgebung**
    - Optimieren Sie Ihre Schlafumgebung, indem Sie Ihr Schlafzimmer dunkel, ruhig und kühl halten, um einen erholsamen Schlaf zu ermöglichen.
    - Investieren Sie in eine bequeme Matratze und Kissen, die ausreichend Halt bieten und die richtige Ausrichtung der Wirbelsäule fördern.

Flüssigkeitszufuhr und Ernährung

7. **Trinkgewohnheiten**
    - Bleiben Sie hydriert, indem Sie den ganzen Tag über viel Wasser trinken, um die Verdauung zu unterstützen, Austrocknung vorzubeugen und die allgemeine Gesundheit zu erhalten.
    - Begrenzen Sie den Konsum koffeinhaltiger und alkoholischer Getränke, da diese zur Dehydrierung beitragen und die Crohn-Symptome verschlimmern können.
8. **Ausgewogene Ernährung**
    - Konzentrieren Sie sich auf eine ausgewogene Ernährung, die reich an nährstoffreichen Lebensmitteln wie Obst, Gemüse, magerem Eiweiß und Vollkornprodukten ist.
    - Experimentieren Sie mit kleinen, häufigen Mahlzeiten und Snacks, um herauszufinden, welche Lebensmittel gut verträglich sind und eine optimale Verdauung unterstützen.

Sozialhilfe

9. **Aufbau eines Support-Netzwerks**
   - Umgeben Sie sich mit verständnisvollen Freunden, Familienmitgliedern und medizinischen Fachkräften, die emotionale Unterstützung und Ermutigung bieten können.
   - Treten Sie Selbsthilfegruppen oder Online-Communities bei, um mit anderen Morbus Crohn-Patienten in Kontakt zu treten und Erfahrungen, Ratschläge und Bewältigungsstrategien auszutauschen.

10. **Offene Kommunikation**
    - Kommunizieren Sie offen und ehrlich mit Ihren Angehörigen und dem Gesundheitsteam über Ihre Bedürfnisse, Bedenken und Behandlungsziele.
    - Suchen Sie bei Bedarf professionelle Beratung oder Therapie auf, um emotionale Herausforderungen oder psychische Belastungen im Zusammenhang mit dem Leben mit Morbus Crohn anzugehen.

Gesunde Routinen

11. **Gesunde Gewohnheiten etablieren**
    - Erstellen Sie einen Tagesablauf, der regelmäßige Mahlzeiten, ausreichend Schlaf, Bewegung und Entspannungsaktivitäten umfasst, um das allgemeine Wohlbefinden zu fördern.
    - Priorisieren Sie Selbstpflegepraktiken, die Ihren Geist, Körper und Geist nähren, wie zum Beispiel Tagebuch führen, Hobbys oder Zeit in der Natur verbringen.

12. **Aufflackern begegnen**
    - Entwickeln Sie einen personalisierten Plan zur Bewältigung von Krankheitsschüben, indem Sie Auslöser identifizieren, Symptome überwachen und Selbstpflegestrategien umsetzen.
    - Arbeiten Sie eng mit Ihrem Gesundheitsteam zusammen, um Medikamente, Ernährungsumstellungen und Lebensstilinterventionen bei Bedarf während der Krankheitsschübe anzupassen.

Reisetipps

13. **Vorausplanen**
    - Recherchieren Sie Reiseziele und Unterkünfte, die Zugänglichkeit und Annehmlichkeiten bieten, die Ihren Bedürfnissen entsprechen.
    - Packen Sie notwendige Medikamente, Nahrungsergänzungsmittel und medizinische Hilfsmittel in Ihr Handgepäck, um den Zugriff während der Reise zu gewährleisten.
14. **Routine aufrechterhalten**
    - Halten Sie sich so weit wie möglich an Ihren regulären Essensplan und packen Sie Snacks ein, die das Verdauungssystem schonen.
    - Sorgen Sie für eine ausreichende Flüssigkeitszufuhr, indem Sie viel Wasser trinken, und vermeiden Sie übermäßigen Alkoholkonsum, der die Symptome verschlimmern kann.

Psychische Gesundheit und Wohlbefinden

15. Ich suche Unterstützung
- Geben Sie Ihrer psychischen Gesundheit Priorität, indem Sie bei Bedarf Unterstützung von Freunden, Familie oder Fachkräften für psychische Gesundheit suchen.
- Üben Sie Aktivitäten zur Selbstfürsorge wie Achtsamkeit, Entspannungstechniken und Hobbys, die Ihnen Freude und Erfüllung bringen.

16. Stress bewältigen
- Identifizieren Sie Stressfaktoren in Ihrem Leben und entwickeln Sie Bewältigungsstrategien, um Stress effektiv zu bewältigen.
- Nehmen Sie an Aktivitäten teil, die Entspannung und Stressabbau fördern, wie Meditation, Atemübungen oder verbringen Sie Zeit im Freien.

Diese Lifestyle-Tipps umfassen verschiedene Aspekte der Behandlung von Morbus Crohn, darunter Stressbewältigung, körperliche Aktivität, Schlafhygiene, Flüssigkeitszufuhr, Ernährung, soziale Unterstützung, gesunde Routinen, Reisetipps sowie psychische Gesundheit und Wohlbefinden.

KAPITEL 10

Tipps zum Essen gehen

Mit den richtigen Strategien kann Essengehen angenehm und stressfrei sein. In diesem Kapitel geben wir praktische Tipps zum Navigieren in Restaurantmenüs, zur Kommunikation mit dem Personal, zum Umgang mit sozialen Situationen und zum Essen gehen auf Reisen oder bei Krankheitsschüben.

Recherche zu Restaurants

1. **Online-Bewertungen**
   - Nutzen Sie Online-Bewertungsplattformen, um nach Restaurants in Ihrer Nähe zu suchen, die Optionen anbieten, die Ihren Ernährungsbedürfnissen entsprechen.
   - Suchen Sie nach Betrieben, die der Lebensmittelsicherheit Priorität einräumen und auf Sonderwünsche eingehen.
2. **Spezialisierte Menüs**
   - Suchen Sie nach Restaurants, die spezielle Menüs für diätetische Einschränkungen oder Vorlieben anbieten, beispielsweise glutenfreie oder vegane Optionen.
   - Rufen Sie im Voraus an, um sich über die Menüoptionen zu informieren und das Personal über Ihre spezifischen Ernährungsbedürfnisse zu informieren.

Navigieren im Menü

3. **Überprüfungsoptionen**
   - Nehmen Sie sich Zeit, das Menü sorgfältig durchzulesen und achten Sie dabei auf die Zutatenlisten und Zubereitungsmethoden.
   - Suchen Sie nach Gerichten mit einfachen, leicht verdaulichen Zutaten und vermeiden Sie Gerichte, die Morbus Crohn auslösen könnten.
4. **Anpassen von Bestellungen**
   - Zögern Sie nicht, Änderungen an den Menüpunkten anzufordern, um sie besser an Ihre Ernährungsbedürfnisse anzupassen.
   - Fordern Sie Ersetzungen oder Auslassungen an, um Nahrungsmittelunverträglichkeiten oder -präferenzen Rechnung zu tragen.

Kommunikation mit dem Restaurantpersonal

5. **Klare Kommunikation**
   - Teilen Sie dem Restaurantpersonal Ihre Ernährungseinschränkungen oder -vorlieben klar und höflich mit.
   - Informieren Sie sie über bestimmte Zutaten oder Kochmethoden, die Sie vermeiden sollten, z. B. Milchprodukte, Gluten oder Gerichte mit hohem Fettgehalt.

6. **Fragen stellen**
   - Zögern Sie nicht, Fragen zu Menüpunkten, Zutaten oder Zubereitungsmethoden zu stellen, wenn Sie sich nicht sicher sind.

- Bitten Sie den Kellner oder Koch um Hilfe, um sicherzustellen, dass Ihre Mahlzeit Ihren Ernährungsbedürfnissen entspricht.

Tipps zum Essen gehen

7. **Teil Kontrolle**
    - Achten Sie auf die Portionsgrößen und erwägen Sie, Gerichte mit Essensbegleitern zu teilen, um zu viel zu essen.
    - Entscheiden Sie sich für kleinere Portionen oder Vorspeisen, wenn Sie Bedenken hinsichtlich der Portionskontrolle haben oder einen geringeren Appetit haben.
8. **Achtsam essen**
    - Üben Sie achtsames Essen, indem Sie jeden Bissen genießen, langsam kauen und auf Hunger- und Sättigungssignale achten.
    - Machen Sie zwischen den Bissen Pausen, um Ihr Sättigungsgefühl zu messen und Beschwerden vorzubeugen.

Alkohol und Getränke

9. **Alkoholmoderation**
    - Achten Sie beim Alkoholkonsum auf Mäßigung, da übermäßiger Alkoholkonsum die Morbus Crohn-Symptome verschlimmern und die Verdauung stören kann.
    - Wählen Sie alkoholarme Optionen oder alkoholfreie Getränke, um gesellschaftliche Anlässe zu genießen, ohne Ihre Gesundheit zu gefährden.

10. **Flüssigkeitszufuhr**
    - Halten Sie sich während der Mahlzeit mit Wasser oder anderen nicht koffeinhaltigen Getränken ausreichend hydriert, um die Verdauung und das allgemeine Wohlbefinden zu unterstützen.
    - Begrenzen Sie den Konsum von zuckerhaltigen oder kohlensäurehaltigen Getränken, die den Verdauungstrakt reizen können.

Umgang mit sozialen Situationen

11. **Grenzen setzen**
    - Setzen Sie mit Freunden und Familienmitgliedern Grenzen hinsichtlich Ihrer Ernährungseinschränkungen und -präferenzen.
    - Informieren Sie sie über Ihre Erkrankung und erklären Sie ihnen, wie wichtig es ist, Ihre Ernährungsrichtlinien zur Behandlung von Morbus Crohn einzuhalten.

12. **Auswahl unterstützender Umgebungen**
    - Umgeben Sie sich mit verständnisvollen und unterstützenden Menschen, die Ihre Ernährungsbedürfnisse respektieren und gesunde Entscheidungen fördern.
    - Suchen Sie nach Restaurants und sozialen Einrichtungen, die Wert auf Inklusivität legen und unterschiedliche Ernährungsvorlieben berücksichtigen.

Reisen und Essen gehen

13. Vorausplanen
- Planen Sie Ihre Speisemöglichkeiten im Voraus, wenn Sie zu unbekannten Zielen reisen.
- Informieren Sie sich über Restaurants, Lebensmittelgeschäfte und lokale Lebensmitteloptionen, die Ihren Ernährungsbedürfnissen entsprechen.

14. Packen Sie Snacks ein
- Packen Sie tragbare Snacks und reisefreundliche Lebensmittel ein, damit Sie sie während Ihrer Reise immer griffbereit haben.
- Wählen Sie nährstoffreiche Optionen wie Nüsse, Samen, Obst oder Proteinriegel, um den Hunger zu stillen und der Versuchung vorzubeugen, sich auf weniger gesunde Entscheidungen einzulassen.

Umgang mit Schüben beim Essen gehen

15. Flexibilität
- Seien Sie flexibel und anpassungsfähig, wenn Sie während eines Krankheitsschubs auswärts essen, und hören Sie auf die Signale Ihres Körpers.
- Entscheiden Sie sich für einfache, milde Lebensmittel, die das Verdauungssystem schonen, und vermeiden Sie bekanntermaßen auslösende Lebensmittel.

16. Kommunikation
- Kommunizieren Sie offen mit dem Restaurantpersonal über Ihre aktuellen Symptome und Ernährungseinschränkungen.

- o Fordern Sie Änderungen oder Ersetzungen an, um Ihren Bedürfnissen gerecht zu werden, und stellen Sie Ihre Gesundheit und Ihr Wohlbefinden über alles andere.

Wenn Sie diese Tipps befolgen, können Sie Ihre Restaurantbesuche selbstbewusst meistern und gleichzeitig mit Morbus Crohn umgehen und köstliche Mahlzeiten genießen, ohne Ihre Gesundheit oder Ihr Wohlbefinden zu beeinträchtigen. Ob Sie zu Hause essen oder neue Restaurants erkunden, Sie können fundierte Entscheidungen treffen, die Ihren Ernährungsbedürfnissen entsprechen und Ihre allgemeine Lebensqualität verbessern.

KAPITEL 11

INTEGRIEREN SIE BEWEGUNG IN IHRE ROUTINE

Regelmäßige körperliche Aktivität spielt eine entscheidende Rolle bei der Behandlung von Morbus Crohn, indem sie die allgemeine Gesundheit fördert, Entzündungen reduziert und die Symptome verbessert. In diesem Kapitel untersuchen wir die Vorteile von Bewegung für Menschen mit Morbus Crohn, verschiedene Arten von Übungen, die Sie in Betracht ziehen sollten, und praktische Tipps für die Entwicklung einer konsistenten Trainingsroutine, die auf Ihre Bedürfnisse zugeschnitten ist.

Vorteile von Bewegung bei Morbus Crohn

1. **Verbesserte Verdauungsfunktion**
   - Bewegung regt die Darmkontraktionen an und fördert einen regelmäßigen Stuhlgang, wodurch Symptome wie Blähungen, Verstopfung und Bauchbeschwerden gelindert werden können.
   - Regelmäßige körperliche Aktivität fördert die Durchblutung der Verdauungsorgane, erleichtert die Nährstoffaufnahme und unterstützt eine optimale Verdauungsfunktion.

2. **Reduzierte Entzündung**
   - Chronische Entzündungen sind ein Kennzeichen von Morbus Crohn und tragen zum Aufflammen der Symptome und zum Fortschreiten der Krankheit bei.
   - Es hat sich gezeigt, dass Bewegung die Immunantwort moduliert und Entzündungsmarker im

Körper verringert, was dazu beitragen kann, Entzündungen im Magen-Darm-Trakt zu reduzieren.

Zu berücksichtigende Übungsarten

3. **Herzkreislaufübung**
   - Aktivitäten wie Gehen, Joggen, Radfahren oder Schwimmen erhöhen die Herzfrequenz und verbessern die Herz-Kreislauf-Gesundheit.
   - Streben Sie an den meisten Tagen der Woche mindestens 30 Minuten Herz-Kreislauf-Training mittlerer Intensität an, um die Ausdauer zu verbessern und das allgemeine Wohlbefinden zu fördern.
4. **Krafttraining**
   - Integrieren Sie Widerstandstrainingsübungen, um die Muskelkraft aufzubauen, die Gelenkstabilität zu verbessern und die allgemeine körperliche Funktion zu unterstützen.
   - Konzentrieren Sie sich auf Übungen, die auf die wichtigsten Muskelgruppen abzielen, wie Kniebeugen, Ausfallschritte, Brustdrücken und Rudern, und verwenden Sie dazu Widerstandsbänder, freie Gewichte oder das Körpergewicht.

Eine konsistente Routine entwickeln

5. **Realistische Ziele setzen**
   - Legen Sie erreichbare Trainingsziele fest, die auf Ihrem aktuellen Fitnessniveau, Ihrem Gesundheitszustand und Ihren persönlichen Vorlieben basieren.

- Beginnen Sie mit überschaubaren Zielen und erhöhen Sie im Laufe der Zeit schrittweise die Intensität, Dauer und Häufigkeit Ihres Trainings.

6. **Trainingseinheiten planen**
   - Priorisieren Sie regelmäßiges Training, indem Sie spezielle Trainingseinheiten in Ihre wöchentliche Routine einplanen.
   - Wählen Sie eine Tageszeit, die Ihrem Energieniveau und Ihren Vorlieben entspricht, sei es morgens, nachmittags oder abends, und halten Sie sich an einen einheitlichen Zeitplan.

Hören Sie auf Ihren Körper

7. **Ruhetage ehren**
   - Sorgen Sie für ausreichend Ruhe und Erholung, indem Sie Ruhetage in Ihre Trainingsroutine einbauen.
   - Hören Sie auf die Signale Ihres Körpers bei Müdigkeit, Schmerzen oder Unwohlsein und passen Sie Ihr Training entsprechend an, um Übertraining zu vermeiden und die Erholung zu fördern.

8. **Intensität ändern**
   - Achten Sie auf Ihr Energieniveau und passen Sie die Intensität und Dauer Ihres Trainings nach Bedarf an.
   - Konzentrieren Sie sich in Zeiten verstärkter Symptome oder Schübe auf sanftere, schonende Aktivitäten, um den Heilungsprozess Ihres Körpers zu unterstützen.

Übungsmodifikationen während Schüben

9. **Optionen mit geringen Auswirkungen**
    o Bei Krankheitsschüben oder Phasen aktiver Symptome sollten Sie Übungen mit geringer Belastung, die den Körper schonen, priorisieren.
    o Erwägen Sie Aktivitäten wie Yoga, Tai Chi, Pilates oder Gehen, die Flexibilität, Entspannung und Stressabbau fördern, ohne die Symptome zu verschlimmern.
10. **Beratung mit medizinischem Fachpersonal**
    o Wenden Sie sich an Ihr Gesundheitsteam, einschließlich Ihres Gastroenterologen und eines qualifizierten Fitnessprofis, um einen individuellen Trainingsplan zu entwickeln.
    o Besprechen Sie alle Bedenken oder Fragen, die Sie möglicherweise bezüglich der Integration von Bewegung in Ihre Routine haben, insbesondere wenn Sie unter gesundheitlichen Problemen oder Einschränkungen leiden.

Indem Sie regelmäßige Bewegung in Ihren Lebensstil integrieren und diese Richtlinien befolgen, können Sie die zahlreichen Vorteile körperlicher Aktivität nutzen und gleichzeitig Morbus Crohn effektiv behandeln. Egal, ob Sie Herz-Kreislauf-Training, Krafttraining oder sanfte Aktivitäten bevorzugen, die Suche nach angenehmen Möglichkeiten, aktiv zu bleiben, kann erheblich zu Ihrer allgemeinen Gesundheit und Ihrem Wohlbefinden beitragen.

KAPITEL 12

ACHTSAMKEIT UND STRESSMANAGEMENT

Stressbewältigung und die Aufrechterhaltung des psychischen Wohlbefindens sind für Menschen mit Morbus Crohn von entscheidender Bedeutung. Dieses Kapitel befasst sich mit der Bedeutung der psychischen Gesundheit, stellt verschiedene Achtsamkeitspraktiken vor und stellt praktische Techniken und Ressourcen zur Stressreduzierung zur Verfügung.

Bedeutung der psychischen Gesundheit

Zusammenhang zwischen Stress und Morbus Crohn

- **Physiologische Auswirkungen:** Stress kann die Symptome von Morbus Crohn verschlimmern und zu Krankheitsschüben führen. Bei Stress schüttet der Körper Cortisol aus, das Entzündungen verstärken kann – ein zentrales Problem für Menschen mit Morbus Crohn.
- **Fallbeispiel:** Denken Sie an Sarah, die bemerkt hat, dass sich ihre Morbus Crohn-Symptome wie Bauchschmerzen und Durchfall in stressigen Zeiten am Arbeitsplatz verschlimmern. Indem Sarah Stress als Auslöser erkennt, kann sie proaktive Maßnahmen ergreifen, um damit umzugehen.

Auswirkungen auf die psychische Gesundheit

- **Emotionaler Tribut:** Das Leben mit einer chronischen Erkrankung wie Morbus Crohn kann zu Angstgefühlen, Depressionen und emotionalem Stress führen. Diese Gefühle können sich weiter auf die körperliche Gesundheit und das Symptommanagement auswirken.
- **Fallbeispiel:** John, ein Student mit Morbus Crohn, fühlt sich isoliert und macht sich Sorgen um seine Zukunft. Indem John der psychischen Gesundheit Priorität einräumt und Unterstützung sucht, kann er diese Herausforderungen besser bewältigen.

Achtsamkeitspraktiken

Was ist Achtsamkeit?

- **Definition:** Achtsamkeit ist die Praxis, völlig präsent und engagiert im gegenwärtigen Moment zu sein, ohne zu urteilen. Dabei geht es darum, mit Neugier und Akzeptanz auf Gedanken, Gefühle und Körperempfindungen zu achten.
- **Illustration:** Stellen Sie sich vor, Sie sitzen in einem Park und konzentrieren sich auf das Gefühl der Brise auf Ihrer Haut, das Zwitschern der Vögel und den Geruch von frischem Gras. Dieses Bewusstsein von Moment zu Moment hilft Ihnen, sich in der Gegenwart zu verankern.

Achtsames Atmen

- **Technik:** Üben Sie tiefes, achtsames Atmen, um Stress abzubauen und die Entspannung zu fördern. Setzen oder legen Sie sich bequem hin, schließen Sie die Augen und atmen Sie langsam und tief ein.

- **Beispielübung:** Atmen Sie langsam durch die Nase ein und zählen Sie dabei bis vier, halten Sie den Atem an und zählen Sie dabei bis vier und atmen Sie langsam durch den Mund aus und zählen Sie dabei bis sechs. Wiederholen Sie dies mehrere Minuten lang.

Bodyscan-Meditation

- **Technik:** Führen Sie eine Body-Scan-Meditation durch, um das Bewusstsein für verschiedene Teile Ihres Körpers zu schärfen und Spannungen zu lösen.
- **Beispielübung:** Beginnen Sie bei Ihren Zehen und bewegen Sie sich allmählich nach oben. Nehmen Sie alle Empfindungen oder Spannungen in jedem Teil Ihres Körpers wahr. Entspannen Sie bewusst jede Muskelgruppe, bevor Sie zur nächsten übergehen.

Techniken zur Stressreduzierung

Progressive Muskelentspannung

- **Technik:** Progressive Muskelentspannung beinhaltet das Anspannen und anschließende langsame Entspannen jeder Muskelgruppe, um körperliche Anspannung und Stress zu reduzieren.
- **Beispielübung:** Sitzen Sie bequem. Beginnen Sie mit Ihren Füßen, spannen Sie die Muskeln bis fünf an und lassen Sie sie dann langsam los. Bewegen Sie sich nach dem gleichen Verfahren zu Ihren Waden, Oberschenkeln, Ihrem Bauch, Ihrer Brust, Ihren Armen und Ihrem Gesicht.

Geführte Bilder

- **Technik:** Bei geführten Bildern werden beruhigende und friedliche Szenen visualisiert, um die Entspannung zu fördern und Stress abzubauen.
- **Beispielübung:** Schließen Sie die Augen und stellen Sie sich vor, Sie wären an einem ruhigen Strand. Stellen Sie sich die sanft am Ufer plätschernden Wellen, die Wärme der Sonne auf Ihrer Haut und das Geräusch der Möwen in der Ferne vor. Konzentrieren Sie sich einige Minuten lang auf diese Details.

Yoga und Tai Chi

- **Technik:** Machen Sie Yoga oder Tai Chi, um körperliche Bewegung mit Achtsamkeit und Stressabbau zu verbinden.
- **Beispielklassen:** Nehmen Sie an einem örtlichen Yoga- oder Tai-Chi-Kurs teil oder folgen Sie Online-Tutorials speziell für Anfänger. Diese Übungen verbessern Flexibilität, Gleichgewicht und Entspannung.

Beratung und Unterstützung

Therapiemöglichkeiten

- **Einzeltherapie:** Erwägen Sie Therapieoptionen wie die kognitive Verhaltenstherapie (CBT), die Angstzustände, Depressionen oder Stress im Zusammenhang mit Morbus Crohn behandeln kann.
- **Beispiel:** CBT hilft dabei, negative Gedankenmuster zu erkennen und zu hinterfragen. Lernen Sie zum Beispiel, Gedanken von „Ich komme mit diesem Schub nicht klar" in „Ich habe Strategien, um mit diesem Schub umzugehen" umzuformulieren.

Gruppentherapie und Selbsthilfegruppen

- **Selbsthilfegruppen:** Treten Sie Selbsthilfegruppen bei, entweder persönlich oder online, um mit anderen in Kontakt zu treten, die vor ähnlichen Herausforderungen stehen. Diese Gruppen vermitteln ein Gemeinschaftsgefühl und gemeinsame Erfahrungen.
- **Beispiel:** Die Crohn's & Colitis Foundation bietet Online-Selbsthilfegruppen an, in denen Einzelpersonen ihre Erfahrungen und Bewältigungsstrategien austauschen können.

Praktische Tipps zur täglichen Stressbewältigung

Gesunde Routinen

- **Routineaufbau:** Richten Sie gesunde Tagesabläufe ein, die regelmäßige Bewegung, ausgewogene Ernährung und ausreichend Schlaf umfassen.
- **Beispiel:** Erstellen Sie eine Morgenroutine, die mit 10 Minuten Dehnübungen beginnt, gefolgt von einem nahrhaften Frühstück und einer kurzen Achtsamkeitssitzung.

Zeiteinteilung

- **Effektives Management:** Üben Sie ein effektives Zeitmanagement, um die Verantwortlichkeiten auszugleichen und das Gefühl der Überforderung zu reduzieren.
- **Beispieltools:** Verwenden Sie Kalender, Aufgabenlisten und Priorisierungstechniken. Planen Sie bestimmte Zeiten für Arbeit, Bewegung, Entspannung und soziale Aktivitäten ein.

Sozialhilfe

- **Aufbau von Unterstützungsnetzwerken:** Pflegen Sie enge Beziehungen zu Familie, Freunden und Gesundheitsdienstleistern.
- **Beispiel:** Vereinbaren Sie regelmäßig Treffen mit Freunden oder der Familie, entweder persönlich oder virtuell, um soziale Kontakte und Unterstützung aufrechtzuerhalten.

Hobbys und Interessen

- **Hobbys ausüben:** Gehen Sie Hobbys und Aktivitäten nach, die Freude und Entspannung bringen, wie zum Beispiel Lesen, Malen oder Gartenarbeit.
- **Beispiel:** Nehmen Sie an einem lokalen Kunstkurs teil, um Kreativität zu entdecken und neue Leute kennenzulernen. Dies bietet sowohl kreativen Freiraum als auch soziale Interaktion.

Entwicklung einer Achtsamkeitspraxis

Fangen Sie klein an

- **Beginnen Sie mit kurzen Sitzungen:** Beginnen Sie mit kurzen Achtsamkeitssitzungen und verlängern Sie die Dauer schrittweise, wenn Sie sich wohler fühlen.
- **Beispiel:** Beginnen Sie jeden Morgen mit 5 Minuten achtsamer Atmung und steigern Sie diese über mehrere Wochen hinweg schrittweise auf 10–15 Minuten.

Integrieren Sie Achtsamkeit in Ihre täglichen Aktivitäten

- **Tägliche Achtsamkeit:** Üben Sie Achtsamkeit bei alltäglichen Aktivitäten wie Essen, Gehen oder Duschen.

- **Beispiel:** Konzentrieren Sie sich beim Essen auf den Geschmack, die Textur und das Aroma jedes Bissens. Beachten Sie die Farben und Formen Ihres Essens und essen Sie langsam, um sich voll und ganz auf das Erlebnis einzulassen.

Achtsamkeits-Apps und -Ressourcen

- **Technologie nutzen:** Nutzen Sie Achtsamkeits- und Meditations-Apps als Leitfaden für Ihre Praxis.
- **Beispiel-Apps:** Headspace und Calm bieten strukturierte Meditationssitzungen, Atemübungen und Schlafgeschichten zur Unterstützung der Achtsamkeitspraxis. Weitere Erkenntnisse liefern Bücher wie „Das Wunder der Achtsamkeit" von Thich Nhat Hanh.

Indem Sie Achtsamkeits- und Stressbewältigungstechniken in Ihren Alltag integrieren, können Sie Ihre geistige Gesundheit und Ihr allgemeines Wohlbefinden erheblich verbessern und gleichzeitig Morbus Crohn behandeln. Diese Praktiken können Ihnen helfen, die Herausforderungen des Lebens mit einer chronischen Erkrankung zu meistern, stressbedingte Schübe zu reduzieren und Ihre Lebensqualität zu verbessern.

KAPITEL 13

VERFOLGEN SIE IHREN FORTSCHRITT

Die Verfolgung Ihrer Fortschritte ist ein wesentlicher Bestandteil der wirksamen Behandlung von Morbus Crohn. In diesem Kapitel geht es darum, wie wichtig es ist, ein Ernährungstagebuch zu führen, Symptome und Auslöser zu überwachen und Ihre Ernährung und Ihren Lebensstil basierend auf Ihren Erkenntnissen anzupassen. Durch die systematische Verfolgung dieser Aspekte können Sie wertvolle Erkenntnisse darüber gewinnen, was für Ihren Körper am besten funktioniert, und fundierte Entscheidungen für Ihre Gesundheit treffen.

Ein Ernährungstagebuch führen

Bedeutung eines Ernährungstagebuchs

- **Auslöser identifizieren:** Ein Ernährungstagebuch hilft Ihnen, Lebensmittel zu identifizieren, die Symptome oder Schübe auslösen können, und ermöglicht Ihnen, diese in Zukunft zu meiden.
- **Überwachung der Ernährung:** Es stellt sicher, dass Sie die notwendigen Nährstoffe erhalten, und hilft dabei, etwaige Mängel oder Ungleichgewichte in der Ernährung aufzuspüren.
- **Fallbeispiel:** Emily, die an Morbus Crohn leidet, entdeckte, dass ballaststoffreiche Lebensmittel wie rohes Gemüse ihr Unbehagen bereiteten, indem sie ihre Mahlzeiten und Symptome verfolgte. Dies ermöglichte es ihr, ihre Ernährung anzupassen und Schübe zu reduzieren.

So führen Sie ein Ernährungstagebuch

- **Konsistenz:** Notieren Sie alles, was Sie essen und trinken, einschließlich Portionsgrößen, Essenszeiten und etwaiger Snacks.
- **Detaillierte Symptome:** Notieren Sie die Symptome und deren Schwere den ganzen Tag über. Beachten Sie alle Muster oder Zusammenhänge mit bestimmten Lebensmitteln.
- **Beispieleintrag:**
    - **Frühstück:** Haferflocken mit Mandelmilch und Blaubeeren
    - **Snack:** Apfelstücke
    - **Mittagessen:** Gegrillter Hühnersalat mit gemischtem Gemüse, Tomaten und einer Vinaigrette
    - **Snack:** Eine Handvoll Mandeln
    - **Abendessen:** Gebackener Lachs mit Quinoa und gedünstetem Brokkoli
    - **Symptome:** Leichte Krämpfe nach dem Mittagessen, Blähungen am Abend

Überwachung von Symptomen und Auslösern

Muster erkennen

- **Tracking-Tools:** Verwenden Sie Apps oder Tagebücher, die speziell für die Symptomverfolgung entwickelt wurden, wie MyCrohnsAndColitisTeam oder GI Buddy.
- **Regelmäßige Überprüfung:** Überprüfen Sie regelmäßig Ihr Ernährungstagebuch und Ihren Symptom-Tracker, um Muster oder wiederkehrende Auslöser zu erkennen.
- **Fallbeispiel:** Mark bemerkte, dass Stress am Arbeitsplatz oft mit seinen Krankheitsschüben einherging. Durch die

Verfolgung seiner Symptome erkannte er die Notwendigkeit, Techniken zur Stressbewältigung in seine Routine zu integrieren.

Häufige Symptome, die es zu verfolgen gilt

- **Magen-Darm-Symptome:** Dazu gehören Bauchschmerzen, Durchfall, Verstopfung, Blähungen und Übelkeit.
- **Extraintestinale Symptome:** Beachten Sie Gelenkschmerzen, Hautprobleme, Augenentzündungen und Müdigkeit, da diese auch mit Morbus Crohn zusammenhängen können.

Passen Sie Ihre Ernährung und Ihren Lebensstil basierend auf den Erkenntnissen an

Ernährungsumstellungen vornehmen

- **Eliminationsdiäten:** Erwägen Sie eine Eliminationsdiät, um bestimmte Nahrungsmittelauslöser zu identifizieren. Führen Sie nach und nach wieder Nahrungsmittel ein, um zu sehen, ob die Symptome wieder auftreten.
- **Ausgewogene Ernährung:** Sorgen Sie dafür, dass Ihre Ernährung trotz aller Einschränkungen ausgewogen und nährstoffreich bleibt. Konsultieren Sie bei Bedarf einen Ernährungsberater.
- **Fallbeispiel:** Sarah entdeckte, dass Milchprodukte ihre Symptome verschlimmerten. Sie stieg auf laktosefreie Alternativen um und stellte eine deutliche Verbesserung fest.

Änderungen des Lebensstils

- **Stressbewältigung:** Integrieren Sie Techniken zur Stressreduzierung wie Yoga, Meditation oder Atemübungen basierend auf identifizierten Stressauslösern.
- **Übungsroutine:** Passen Sie Ihr körperliches Aktivitätsniveau an Ihr Energieniveau und Ihre Symptome an. Übungen mit geringer Belastung wie Gehen oder Schwimmen können hilfreich sein.
- **Schlafhygiene:** Sorgen Sie für ausreichend Schlaf, da schlechter Schlaf die Symptome verschlimmern kann. Erstellen Sie eine entspannende Schlafenszeitroutine und halten Sie einen konsistenten Schlafplan ein.

Praktische Tipps für effektives Tracking

Technologie nutzen

- **Apps und Software:** Nutzen Sie Apps zur Verfolgung von Ernährung und Symptomen. Diese Tools können visuelle Diagramme und Berichte bereitstellen, die Ihnen helfen, Ihre Muster besser zu verstehen.
- **Beispiel-Apps:** MyFitnessPal zur Verfolgung der Nahrungsaufnahme, GI Buddy zur Symptomverfolgung und Daylio zur Stimmungsverfolgung.

Regelmäßige Check-Ins

- **Geplante Überprüfungen:** Nehmen Sie sich jede Woche Zeit, Ihr Ernährungstagebuch und Ihre Symptomprotokolle durchzugehen. Dies hilft Ihnen, konsistent zu bleiben und rechtzeitig Anpassungen vorzunehmen.

- **Gesundheitsberatung:** Teilen Sie Ihre Ergebnisse während der Termine Ihrem Arzt mit, um Ihre Erkrankung gemeinsam zu behandeln.

Den Prozess vereinfachen

- **Vorlagen und Tools:** Nutzen Sie vorgefertigte Vorlagen oder Tools, um die Nachverfolgung zu vereinfachen. Zum Beispiel ein druckbares Tagesprotokoll, das Abschnitte zu Mahlzeiten, Symptomen, Stressniveaus und Notizen enthält.
- **Fallbeispiel:** Anna verwendete eine einfache Tabelle mit Spalten für Mahlzeiten, Symptome und Notizen. Sie markierte alle Tage mit schweren Symptomen rot, um Muster im Zeitverlauf leichter erkennen zu können.

Langfristige Vorteile des Trackings

Verbessertes Selbstbewusstsein

- **Verstehen Sie Ihren Körper:** Durch die konsequente Überwachung Ihrer Ernährung und Symptome können Sie sich besser auf die Reaktionen Ihres Körpers einstellen und können so Morbus Crohn proaktiv behandeln.
- **Ermächtigung:** Das Wissen über Ihre Auslöser und wirksamen Strategien versetzt Sie in die Lage, die Kontrolle über Ihre Gesundheit zu übernehmen und fundierte Entscheidungen zu treffen.

Verbesserte Kommunikation mit Gesundheitsdienstleistern

- **Datengesteuerte Entscheidungen:** Detaillierte Aufzeichnungen liefern Ihrem Gesundheitsteam wertvolle

Informationen und ermöglichen präzisere und effektivere Behandlungspläne.
- **Fallbeispiel:** Als John einen schweren Schub erlebte, brachte er sein detailliertes Ernährungstagebuch und seinen Symptom-Tracker zu seinem Gastroenterologen. Dies half dabei, die wahrscheinliche Ursache zu ermitteln und seinen Behandlungsplan umgehend anzupassen.

Indem Sie Ihre Nahrungsaufnahme, Symptome und Lebensgewohnheiten sorgfältig verfolgen, können Sie Muster erkennen und fundierte Anpassungen vornehmen, um Morbus Crohn besser zu behandeln. Dieser proaktive Ansatz verbessert nicht nur Ihr Verständnis der Erkrankung, sondern ermöglicht Ihnen auch, datengesteuerte Entscheidungen zu treffen, die Ihre allgemeine Lebensqualität verbessern.

- **KAPITEL 14**

RESSOURCEN UND SUPPORT-NETZWERKE

Das Leben mit Morbus Crohn zu meistern, kann eine Herausforderung sein, aber die Nutzung verfügbarer Ressourcen und der Aufbau eines starken Unterstützungsnetzwerks können Ihre Fähigkeit, die Krankheit effektiv zu bewältigen, erheblich verbessern. In diesem Kapitel werden verschiedene Unterstützungssysteme, Bildungsressourcen und Gesundheitsdienstleister beschrieben, die Sie auf Ihrem Weg unterstützen können.

Selbsthilfegruppen und Gemeinschaften

Bedeutung von Selbsthilfegruppen

- **Emotionale Unterstützung:** Selbsthilfegruppen vermitteln ein Gemeinschaftsgefühl und Verständnis. Der Erfahrungsaustausch mit anderen Morbus Crohn-Patienten kann das Gefühl der Isolation und Angst verringern.
- **Praktische Ratschläge:** Mitglieder geben häufig praktische Tipps und Strategien zum Umgang mit Symptomen, zur Navigation im Gesundheitswesen und zur Bewältigung täglicher Herausforderungen weiter.

Die richtige Gruppe finden

- **Lokale Selbsthilfegruppen:** Viele Krankenhäuser und Gesundheitsorganisationen beherbergen lokale

Selbsthilfegruppen. Fragen Sie Ihren Arzt oder Ihr örtliches Krankenhaus nach Empfehlungen.
- **Online-Communitys:** Online-Foren und Social-Media-Gruppen bieten zugängliche Unterstützung, insbesondere wenn lokale Gruppen nicht verfügbar sind. Plattformen wie Facebook, Reddit und spezielle Gesundheitsforen beherbergen aktive Communities für Morbus Crohn.
- **Fallbeispiel:** Emma fand enorme Unterstützung bei einer örtlichen Selbsthilfegruppe für Morbus Crohn, die sich monatlich traf. Das Teilen ihrer Erfahrungen und das Hören von anderen halfen ihr, sich weniger allein zu fühlen und ihre Krankheit besser bewältigen zu können.

Bemerkenswerte Organisationen

- **Crohn's & Colitis Foundation:** Diese Organisation bietet umfangreiche Ressourcen, darunter lokale Kapitel, Selbsthilfegruppen, Bildungsmaterialien und Interessenvertretungen. (Webseite: www.crohnscolitisfoundation.org)
- **IBD-Support Australien:** Bietet Unterstützung und Ressourcen für Personen mit entzündlichen Darmerkrankungen, einschließlich Morbus Crohn. (Webseite: www.ibdsupport.org.au)

Bildungsressourcen

Bücher und Veröffentlichungen

- **Bücher:** Das Lesen von Büchern über Morbus Crohn kann tiefgreifende Informationen und persönliche Geschichten liefern. Zu den empfohlenen Titeln gehören:

- o „Morbus Crohn und Colitis: Die Fakten über IBD verstehen" von Hillary Steinhart, MD.
  - o „Das erste Jahr: Morbus Crohn und Colitis ulcerosa: Ein wesentlicher Leitfaden für Neudiagnostizierte" von Jill Sklar.
- **Newsletter und Zeitschriften:** Durch das Abonnieren von Gesundheitsmagazinen oder Newslettern zum Thema Verdauungsgesundheit bleiben Sie über die neuesten Forschungs- und Managementstrategien auf dem Laufenden.

Websites und Online-Ressourcen

- **Medizinische Websites:** Zuverlässige medizinische Websites wie Mayo Clinic (www.mayoclinic.org) und WebMD (www.webmd.com) bieten detaillierte Informationen zu Morbus Crohn, Behandlungen und Tipps zum Lebensstil.
- **Spezialisierte Ressourcen:** Websites wie die Crohn's & Colitis Foundation (www.crohnscolitisfoundation.org) stellen spezielle Ressourcen bereit, darunter Artikel, Webinare und Patientengeschichten.
- **Forschungsaktualisierungen:** Bleiben Sie über Ressourcen wie ClinicalTrials.gov und die National Institutes of Health (NIH) über die neuesten Forschungsergebnisse und klinischen Studien auf dem Laufenden.

Suche nach Gesundheitsdienstleistern und Spezialisten

Gastroenterologen

- **Rolle:** Gastroenterologen sind auf die Gesundheit des Verdauungssystems spezialisiert und spielen eine Schlüsselrolle bei der Diagnose und Behandlung von Morbus Crohn.

- **Einen Spezialisten finden:** Nutzen Sie Ressourcen wie das American College of Gastroenterology (www.gi.org), um einen qualifizierten Gastroenterologen zu finden. Bitten Sie Ihren Hausarzt oder Mitglieder einer Selbsthilfegruppe um eine Überweisung.

Diätassistenten und Ernährungsberater

- **Rolle:** Ein Ernährungsberater kann dabei helfen, einen individuellen Ernährungsplan zu entwickeln, um die Symptome zu lindern und sicherzustellen, dass der Ernährungsbedarf gedeckt wird.
- **Einen Fachmann finden:** Suchen Sie nach registrierten Ernährungsberatern mit Erfahrung bei Magen-Darm-Erkrankungen. Ressourcen wie die Akademie für Ernährung und Diätetik (www.eatright.org) kann Ihnen dabei helfen, einen qualifizierten Fachmann zu finden.

Fachkräfte für psychische Gesundheit

- **Rolle:** Therapeuten und Berater können bei der Bewältigung der emotionalen und psychologischen Aspekte des Lebens mit Morbus Crohn behilflich sein.
- **Einen Therapeuten finden:** Suchen Sie nach Fachkräften für psychische Gesundheit mit Erfahrung in der Behandlung chronischer Krankheiten. Websites wie Psychology Today (www.psychologytoday.com) bieten Verzeichnisse von Therapeuten nach Standort und Fachgebiet an.

Komplementär- und Alternativmediziner

- **Rolle:** Praktiker komplementärer Therapien wie Akupunktur, Kräutermedizin und Yoga können zusätzliche Unterstützung

bieten. Stellen Sie sicher, dass sie qualifiziert und erfahren in der Arbeit mit Morbus Crohn-Patienten sind.
- **Praktiker finden:** Nutzen Sie Ressourcen wie das National Center for Complementary and Integrative Health (www.nccih.nih.gov), um seriöse Praktiker zu finden.

Aufbau eines persönlichen Support-Netzwerks

Familie und Freunde

- **Offene Kommunikation:** Informieren Sie Ihre engen Freunde und Familienangehörigen über Morbus Crohn, damit diese Ihre Bedürfnisse verstehen und Ihnen bessere Unterstützung bieten können.
- **Einbeziehung geliebter Menschen:** Ermutigen Sie Ihre Familienangehörigen, gemeinsam mit Ihnen eine gesunde Lebensweise zu ändern, z. B. eine Crohn-freundliche Ernährung einzuführen oder an Aktivitäten zum Stressabbau teilzunehmen.

Pflegeteams

- **Multidisziplinärer Ansatz:** Stellen Sie ein Pflegeteam zusammen, das aus Ihrem Gastroenterologen, Ernährungsberater, Therapeuten und Hausarzt besteht, um eine umfassende Betreuung zu gewährleisten.
- **Regelmäßige Check-Ins:** Planen Sie regelmäßige Check-ins mit Ihrem Pflegeteam ein, um Ihren Managementplan zu überprüfen und notwendige Anpassungen vorzunehmen.

Nutzung von Technologie zur Unterstützung

Apps und Tools

- **Gesundheitsmanagement-Apps:** Verwenden Sie Apps wie MyFitnessPal zur Diätverfolgung, GI Buddy zur Symptomverwaltung und Calm zur Stressreduzierung und Achtsamkeitsübungen.
- **Telemedizin:** Nutzen Sie telemedizinische Dienste für Konsultationen mit Gesundheitsdienstleistern, die besonders bei Krankheitsschüben oder für regelmäßige Kontrolluntersuchungen ohne Anreise nützlich sein können.

Finanzielle und rechtliche Ressourcen

Versicherung und finanzielle Unterstützung

- **Abdeckung verstehen:** Sehen Sie sich Ihre Krankenversicherungspolice an, um zu erfahren, welche Behandlungen und Leistungen abgedeckt sind. Wenden Sie sich an Ihren Versicherer, um Einzelheiten zum Versicherungsschutz zu klären.
- **Finanzielle Hilfe:** Informieren Sie sich über finanzielle Hilfsprogramme von Organisationen wie der Crohn's & Colitis Foundation, die bei medizinischen Kosten, Medikamenten und anderen Ausgaben helfen können.

Rechte

- **Erwerbsunfähigkeitsleistungen:** Wenn Morbus Crohn Ihre Arbeitsfähigkeit erheblich beeinträchtigt, haben Sie möglicherweise Anspruch auf Invaliditätsleistungen. Wenden

Sie sich an einen Anwalt oder eine Organisation wie die Sozialversicherungsbehörde, um Rat zu erhalten.
- **Unterbringung am Arbeitsplatz:** Machen Sie sich mit Ihren Rechten gemäß Gesetzen wie dem Americans with Disabilities Act (ADA) vertraut. Möglicherweise haben Sie Anspruch auf angemessene Vorkehrungen am Arbeitsplatz, um Ihre Erkrankung wirksam in den Griff zu bekommen.

Durch die Nutzung dieser Ressourcen und Unterstützungsnetzwerke können Sie die Komplexität des Lebens mit Morbus Crohn effektiver meistern. Der Aufbau eines robusten Unterstützungssystems und die kontinuierliche Information über Bildungsressourcen werden Sie in die Lage versetzen, die Kontrolle über Ihre Gesundheit zu übernehmen und Ihre Lebensqualität zu verbessern.

KAPITEL 15

FAZIT UND LETZTE GEDANKEN

Zusammenfassung der wichtigsten Punkte

In diesem Buch haben wir verschiedene Aspekte der Behandlung von Morbus Crohn durch Ernährungsgewohnheiten, Anpassungen des Lebensstils und unterstützende Ressourcen untersucht. Hier ist eine Zusammenfassung der wichtigsten besprochenen Punkte:

1. **Morbus Crohn verstehen:** Wir begannen mit der Erläuterung der Natur von Morbus Crohn, seiner Symptome, Ursachen und Risikofaktoren. Das Verständnis der Grundlagen ist für ein effektives Management von entscheidender Bedeutung.
2. **Diät und Ernährung:** Wir haben die Rolle der Ernährung bei der Behandlung von Morbus Crohn, der Identifizierung häufiger Ernährungsauslöser und der Bereitstellung allgemeiner Ernährungsrichtlinien hervorgehoben. Es wurden auch wichtige Nährstoffe und Nahrungsergänzungsmittel besprochen, die für die Behandlung der Erkrankung unerlässlich sind.
3. **Eine Crohn's-freundliche Küche schaffen:** In diesem Kapitel finden Sie praktische Tipps zur Bevorratung Ihrer Speisekammer, zu sicheren Kochmethoden sowie zu wichtigen Küchenwerkzeugen und -geräten.
4. **Essensplanung und Lebensmitteleinkauf:** Wir besprachen, wie man einen Speiseplan entwickelt, eine effektive Einkaufsliste erstellt und Lebensmitteletiketten liest, um eine Crohn-freundliche Ernährung sicherzustellen.

5. **Rezepte:** Wir haben eine Vielzahl von Rezepten für alltägliche Mahlzeiten, Snacks, Smoothies und besondere Anlässe bereitgestellt, um sicherzustellen, dass Sie aus köstlichen und nahrhaften Optionen wählen können.
6. **Lifestyle-Tipps:** In diesem Kapitel ging es um Stressbewältigung, körperliche Aktivität, Schlaf, Flüssigkeitszufuhr, soziale Unterstützung, gesunde Routinen, Reisetipps und Strategien für die psychische Gesundheit, die alle für eine ganzheitliche Behandlung von Morbus Crohn wichtig sind.
7. **Essen gehen:** Praktische Tipps zum Essen gehen, darunter die Suche nach Restaurants, das Navigieren in der Speisekarte, die Kommunikation mit dem Personal und der Umgang mit gesellschaftlichen Situationen und Ausbrüchen unterwegs.
8. **Übung:** Wir haben die Vorteile von Bewegung hervorgehoben, welche Arten von Übungen für Crohn-Patienten geeignet sind und wie Sie eine konsistente Routine entwickeln und dabei auf Ihren Körper hören können.
9. **Achtsamkeit und Stressmanagement:** Techniken und Praktiken zur Stressbewältigung und zur Aufrechterhaltung der psychischen Gesundheit, einschließlich Achtsamkeitspraktiken, Techniken zur Stressreduzierung und die Bedeutung von Beratung und Unterstützung.
10. **Fortschritt verfolgen:** Wie wichtig es ist, ein Ernährungstagebuch zu führen, Symptome und Auslöser zu überwachen und auf der Grundlage der Erkenntnisse Anpassungen vorzunehmen, um Morbus Crohn besser behandeln zu können.
11. **Ressourcen und Support-Netzwerke:** Verschiedene Selbsthilfegruppen, Bildungsressourcen, Gesundheitsdienstleister sowie finanzielle und rechtliche

Ressourcen stehen zur Verfügung, um Sie bei der Behandlung von Morbus Crohn zu unterstützen.

Ermutigung für die bevorstehende Reise

Das Leben mit Morbus Crohn kann eine Herausforderung sein, aber mit den richtigen Werkzeugen, dem richtigen Wissen und der richtigen Unterstützung können Sie die Krankheit effektiv bewältigen und Ihre Lebensqualität verbessern. Hier sind ein paar ermutigende Gedanken, während Sie Ihre Reise fortsetzen:

- **Ermächtigung durch Wissen:** Wissen ist Macht. Je mehr Sie über Morbus Crohn und seine Auswirkungen auf Ihren Körper wissen, desto besser sind Sie für die Behandlung gerüstet. Bilden Sie sich weiter und bleiben Sie über die neuesten Forschungsergebnisse und Behandlungen informiert.
- **Persönliche Verantwortung und Interessenvertretung:** Übernehmen Sie die Verantwortung für Ihre Gesundheit, indem Sie sich für sich selbst einsetzen. Kommunizieren Sie offen mit Ihren Gesundheitsdienstleistern, holen Sie bei Bedarf eine Zweitmeinung ein und zögern Sie nie, Fragen zu stellen oder um Klärung zu bitten.
- **Flexibilität und Anpassungsfähigkeit:** Morbus Crohn kann unvorhersehbar sein. Seien Sie flexibel und bereit, Ihre Ernährung, Ihren Lebensstil und Ihre Behandlungspläne nach Bedarf anzupassen. Hören Sie auf Ihren Körper und nehmen Sie Anpassungen vor, je nachdem, was für Sie am besten funktioniert.
- **Unterstützungssysteme:** Verlassen Sie sich auf Ihre Support-Netzwerke. Familie, Freunde, Gesundheitsdienstleister und Selbsthilfegruppen können unschätzbar wertvolle emotionale und praktische

Unterstützung leisten. Zögern Sie nicht, uns zu kontaktieren, wenn Sie Hilfe benötigen.

Zusätzliche Tipps für das langfristige Management

1. **Bleib organisiert:** Führen Sie detaillierte Aufzeichnungen über Ihre Symptome, Ernährungsumstellungen, Arzttermine und Behandlungen. Organisation kann Ihnen dabei helfen, Muster zu erkennen und fundierte Entscheidungen zu treffen.
2. **Setzen Sie sich realistische Ziele:** Setzen Sie sich erreichbare Gesundheitsziele und feiern Sie Ihre Fortschritte. Egal, ob Sie ein neues Rezept ausprobieren, eine neue Übung in Ihre Routine integrieren oder Stress effektiver bewältigen möchten, jeder kleine Schritt zählt.
3. **Priorisieren Sie die Selbstfürsorge:** Machen Sie Selbstfürsorge zu einer Priorität. Nehmen Sie sich Zeit für Aktivitäten, die Sie entspannen und regenerieren, sei es ein Buch lesen, einen Spaziergang machen, Yoga praktizieren oder Zeit mit Ihren Lieben verbringen.
4. **Bleib positiv:** Die Aufrechterhaltung einer positiven Einstellung kann sich erheblich auf Ihr allgemeines Wohlbefinden auswirken. Konzentrieren Sie sich auf die Aspekte Ihres Lebens, die Sie kontrollieren können, und freuen Sie sich über die kleinen Siege.
5. **Regelmäßige Check-Ins:** Planen Sie regelmäßige Check-ins mit Ihrem Gesundheitsteam ein, um Ihren Behandlungsplan zu überprüfen und notwendige Anpassungen vorzunehmen. Bleiben Sie mit Routineuntersuchungen und Tests auf dem Laufenden, um Ihren Zustand zu überwachen.

Abschließende Gedanken

Die Behandlung von Morbus Crohn ist eine lebenslange Reise, die Geduld, Ausdauer und einen proaktiven Ansatz erfordert. Durch die Umsetzung der in diesem Buch besprochenen Strategien und Tipps können Sie die Kontrolle über Ihre Gesundheit übernehmen und trotz der Herausforderungen, die die Erkrankung mit sich bringt, ein erfülltes Leben führen.

Denken Sie daran, dass Sie auf dieser Reise nicht allein sind. Es gibt unzählige Ressourcen, Communities und medizinische Fachkräfte, die Sie bei jedem Schritt unterstützen. Bleiben Sie informiert, bleiben Sie in Kontakt und bleiben Sie hoffnungsvoll.

Auf Ihre Gesundheit und Ihr Wohlbefinden, während Sie Ihr Leben mit Morbus Crohn weiterhin meistern. Sie haben die Kraft und Belastbarkeit, die Herausforderungen zu meistern und erfolgreich zu sein.

Mit diesem umfassenden Leitfaden verfügen Sie nun über die Werkzeuge und das Wissen, um Morbus Crohn effektiv zu behandeln. Bilden Sie sich weiter, suchen Sie Unterstützung und treffen Sie fundierte Entscheidungen, um Ihre Lebensqualität zu verbessern.

ANHÄNGE

Anhang A: Vorlage für ein Ernährungstagebuch

Das Führen eines Ernährungstagebuchs ist eine wirksame Möglichkeit, Ihre Ernährung zu verfolgen und mögliche Auslöser für die Symptome Ihres Morbus Crohn zu identifizieren. Hier ist eine Vorlage, die Sie verwenden können:

Datum	Zeit	Mahlzeit/Snack	Essen & Getränke	Portionsgröße	Symptome (1-10)	Anmerkungen
MM/TT/JJJJ	8:00 UHR MORGENS	Frühstück	Rührei, Spinat, Toast	1 Tasse, 1 Tasse, 1 Scheibe	3	Fühlte leichte Blähungen
MM/TT/JJJJ	12:30 UHR	Mittagessen	Gegrillter Hühnersalat, Wasser	2 Tassen, 1 Glas	1	Keine Symptome
MM/TT/JJJJ	15:00 Uhr	Snack	Apfelstücke	1 mittelgroßer Apfel	2	Leichte Krämpfe
MM/TT/JJJJ	6:30 ABENDS	Abendessen	Gebackener Lachs, gedünsteter Brokkoli, Quinoa	1 Filet, 1 Tasse, 1 Tasse	4	Mäßiges Unbehagen nach dem Essen
MM/TT/JJJJ	9.00	Snack	Joghurt	1 Tasse	5	Habe stärkere Krämpfe festgestellt, am nächsten Tag den Joghurt weglassen

Anhang B: Ergänzungsleitfaden

Dieser Leitfaden bietet einen Überblick über gängige Nahrungsergänzungsmittel, die bei der Behandlung von Morbus Crohn hilfreich sein können. Konsultieren Sie immer Ihren Arzt, bevor Sie mit einer neuen Nahrungsergänzung beginnen.

Ergänzung	Mögliche Vorteile	Empfohlene Dosierung	Anmerkungen
Probiotika	Unterstützt die Darmgesundheit und Verdauung	Befolgen Sie die Anweisungen auf dem Etikett	Wählen Sie hochwertige Marken mit verschiedenen Sorten
Omega-3-Fettsäuren	Reduziert Entzündungen	1-3 Gramm täglich	Kommt in Fischöl- oder Leinöl-Ergänzungsmitteln vor
Vitamin-D	Unterstützt die Immunfunktion und die Knochengesundheit	1000-2000 IE täglich	Lassen Sie die Werte von einem Gesundheitsdienstleister überprüfen
Eisen	Verhindert Anämie und unterstützt das Energieniveau	18 mg täglich	Bei Eisenmangel anwenden, Spiegel überprüfen

Kalzium	Unterstützt die Knochengesundheit	1000-1200 mg täglich	Besonders wichtig, wenn Sie Kortikosteroide einnehmen
Zink	Unterstützt die Immunfunktion und Heilung	8-11 mg täglich	Vermeiden Sie hohe Dosen, da diese Übelkeit verursachen können
B-Vitamine (B12, B6, Folsäure)	Unterstützt Energie, Nervenfunktion und Produktion roter Blutkörperchen	Variiert (fragen Sie den Anbieter)	Wichtig bei Mängeln

Glossar

Schlüsselbegriffe und Definitionen

Morbus Crohn: Eine Art entzündlicher Darmerkrankung (IBD), die eine chronische Entzündung des Magen-Darm-Trakts verursacht.

Entzündliche Darmerkrankung (IBD): Eine Gruppe entzündlicher Erkrankungen des Dickdarms und Dünndarms, einschließlich Morbus Crohn und Colitis ulcerosa.

Aufflammen: Ein Zeitraum, in dem die Symptome von Morbus Crohn schwerwiegender werden.

Remission: Eine Phase bei Morbus Crohn, in der die Symptome abgeschwächt sind oder fehlen.

Probiotika: Lebende Mikroorganismen, die bei Verzehr gesundheitliche Vorteile bieten können und häufig zur Unterstützung der Darmgesundheit eingesetzt werden.

Omega-3-Fettsäuren: Essentielle Fette mit entzündungshemmenden Eigenschaften, die in Fischöl und Leinsamenöl enthalten sind.

Vitamin-D: Ein fettlösliches Vitamin, das für die Knochengesundheit und die Immunfunktion wichtig ist.

Eisen: Ein Mineralstoff, der für die Produktion von Hämoglobin, dem Protein in den roten Blutkörperchen, das Sauerstoff transportiert, unerlässlich ist.

Kalzium: Ein Mineral, das für die Knochengesundheit, Muskelfunktion und Nervensignalisierung unerlässlich ist.

Zink: Ein Mineral, das für die Immunfunktion, Wundheilung und DNA-Synthese wichtig ist.

B-Vitamine: Eine Gruppe wasserlöslicher Vitamine, die eine wichtige Rolle im Zellstoffwechsel und bei der Energieproduktion spielen. Enthält B12, B6 und Folsäure.

Ernährungsbedingte Auslöser: Bestimmte Lebensmittel oder Zutaten, die die Symptome von Morbus Crohn verschlimmern können.

Gastroenterologe: Ein auf die Diagnose und Behandlung von Magen-Darm-Erkrankungen spezialisierter Arzt.

Ernährungsberater/Ernährungsberater: Ein medizinisches Fachpersonal, das auf Diät und Ernährung spezialisiert ist.

Remission: Eine Phase, in der die Symptome von Morbus Crohn abnehmen oder verschwinden.

Achtsamkeit: Eine mentale Praxis, die sich darauf konzentriert, sich des gegenwärtigen Augenblicks bewusst zu sein, ohne zu urteilen. Sie wird oft eingesetzt, um Stress abzubauen und das Wohlbefinden zu verbessern.

Symptom-Tracker: Ein Tool oder eine App zur Aufzeichnung und Überwachung von Symptomen, um Muster und Auslöser zu identifizieren.

www.ingramcontent.com/pod-product-compliance
Lightning Source LLC
Chambersburg PA
CBHW071212240526
45470CB00018B/1806